GEORGINA PALACIOS

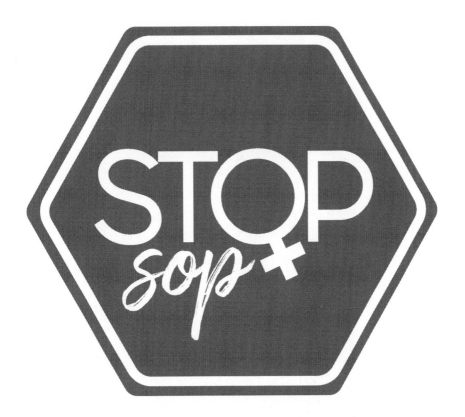

TU GUÍA SOBRE EL SÍNDROME DE OVARIOS POLIQUÍSTICOS

© **STOP** *Sop*
Tu guía sobre el Síndrome de Ovarios Poliquísticos.

Autora: Georgina Palacios
@geo_palacios / @stopsop

Editora en jefe y Corrección:
Andrea Vivas Ross @andreavivasross
Diseño Gráfico:
Fernanda Figuera @fernandafiguera
Correctores Asistentes:
Corina Álvarez @profecoral / Cristina Policastro
Ilustraciones internas:
Guillermo Arochi @garochi
Coordinador de Producción:
Broderick Zerpa @beisbologo
Fotografía de portada y contraportada:
José Mago @magovisual
Estilismo fotografía de portada y contraportada:
César Cerami @cesarcerami
Casa Editorial: @paquidermolibros

Producción Independiente: ©Paquiderpro, C.A.

PAQUIDERMO
libros

Primera Edición: 2019
Miami, USA.

ISBN: 9781091312876

Agradecimientos

Gracias a todos los amigos, familiares,
especialistas y a mi Team **STOP** *Sop*,
por haberme acompañado en este lindo
proceso de mi primer libro. Algo que
comenzó como un sueño, finalmente,
ya está materializado.

¡Gracias por haberlo hecho posible!

Con Mucho
Cariño
Para: Gabriela
Georgina Palacios
De: lo Disfrutes
Que
¡ Besos y Abrazos!

Índice

Dedicatoria
CARTA PARA TI

Gracias por abrirte a nuevos caminos que, de seguro, te llevarán a la conexión más genuina y plena con tu esencia de mujer.

Eres poderosa porque...

Crees en ti y sabes que tu cuerpo es un templo sagrado que necesita cuidados y ser tratado con amor.

Tienes la libertad de elegir, de ser escuchada, de decidir aquello que te hace sentir más identificada y saber qué es lo mejor para ti.

Te amas a ti misma y entiendes que esta condición no te limita, más bien te libera y te permite vivir una vida más plena, enriquecedora, saludable. Estás trabajando para entenderlo, aceptarlo y, también, para ayudar a otras en este proceso.

Quieres seguir creciendo, evolucionar y dejar atrás viejos paradigmas. Estás lista para darle la bienvenida a una mejor versión de ti misma.

Quiero, para ti, todas esas cosas que estás deseando desde el fondo de tu corazón y estoy súper agradecida porque, sin ti, nada de esto sería posible.

Gracias por ser parte del *Team **STOP** SOP*.

Georgina Palacios.

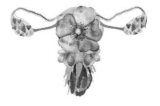

Prólogo

Como esposo, me siento orgulloso del gran recorrido que ha llevado a cabo Georgina en estos últimos meses, asumiéndose, con total responsabilidad, como vocera para otras mujeres que tienen el Síndrome de Ovarios Poliquísticos. Poco a poco he visto esa transformación en ella de querer ayudar, de querer transmitir un mensaje, de llevar alegría a cada una de ustedes. Quizás en estos momentos estás pensando ¿qué puede aportar un hombre al proceso de una mujer con Síndrome de Ovarios Poliquísticos? Les cuento que la pareja es un pilar fundamental en cada paso que damos, así como la familia y amigos, todos suman. Existe una gran conexión con las emociones en todo este proceso, se sienten más sensibles, viven en un "sube y baja" constante que hay que saber manejar con paciencia pero, sobre todo, con amor. La autoestima de una mujer con SOP puede sentirse lastimada, por esto, sus seres queridos juegan un papel valioso para poder ayudarla a salir de ese laberinto, donde siente que su mundo se le viene encima. No fue fácil aquella consulta médica donde el doctor nos dijo: "Se les va a hacer difícil tener bebés". "Ella no está ovulando". "Vayan reuniendo para un tratamiento de fertilidad". "El SOP será el enemigo de ustedes". Ese día salimos del consultorio sin ánimos, ella por el piso, sintiendo que su deseo de ser mamá estaba más lejos. Sin embargo, Georgina, con una dulzura increíble, pero también con ese espíritu de salir adelante que la caracteriza, estuvo noche tras noche investigando, leyendo y, con mucha valentía, me dijo que iba a asumir el reto de demostrarle un "SÍ" a cada uno de esos especialistas que le dijeron que "No". Ese día la vi diferente, con un camino nuevo ante sus ojos llenos de un brillo especial. Sus palabras textuales fueron: "Baby, sí se puede sanar naturalmente, sí hay soluciones y sí hay maneras de llevar esta condición exitosamente, ¿me acompañas en esta aventura?

Y aquí estoy, escribiendo estas líneas en su primer libro y aquí estaré siempre para apoyarte en todo momento.

Gabriel Parisi.

Introducción

Hace varios años fui diagnosticada con SOP, conocido como el Síndrome de Ovarios Poliquísticos (PCOS en inglés). Una condición que se destaca por la presencia de múltiples quistes en los ovarios (algunos médicos también los llaman folículos). Estos ocasionan desequilibrios en el buen desempeño de las funciones de los ovarios y en las hormonas femeninas como, por ejemplo, exceso de hormonas masculinas.

Confieso que no tenía idea de todos los cambios que iban a ocurrir en mí a causa de ello. Cuando estaba más joven, me tomaba a la ligera el tema de la salud y no fue hasta hace poco que decidí tomar las riendas de esta condición y entendí la importancia de escuchar mi cuerpo, de captar cada una de sus señales para transformarlas a mi favor porque, solo cuando logré entenderlas y aceptarlas, fue que pude llegar a ese equilibrio que tanto deseaba, además de poder solucionar la crisis que estaba atravesando mi matrimonio, a raíz de la completa desinformación de ambos ante este síndrome.

Es así como quiero que comiences este viaje conmigo, brindarte la confianza y la información para que puedas aceptarte tal cual eres, reconociendo que esta condición no te hace menos, sino que te hace especial. Incluso, hasta puede hacerte sentir más mujer que nunca. Ser mujer no quiere decir que debas ser perfecta, tener medidas 90, 60, 90 ni el cutis de porcelana; ser mujer es mucho más que eso, es apreciarte desde tu esencia, desde tu interior, es amar tus procesos y, ¿por qué no?, también amar todo aquello que, como mujer, vivimos día tras día, sea agradable o no tan agradable, ya que todo forma parte de ese gran poder que tenemos.

Lo más importante es que no estás sola en esto. Con Stop SOP quiero darte, a través de mi experiencia, todas las herramientas para sanar de adentro hacia fuera; que vivas conmigo todo el proceso, pues sé que juntas todo será más fácil. Quiero que rompamos paradigmas, que dejemos atrás a la mujer que se victimiza o siente pena de hablar de ello. Por eso, mi más profundo deseo es que le demos la bienvenida a esa nueva mujer que se siente orgullosa de sí misma y que empieza a tomar acciones.

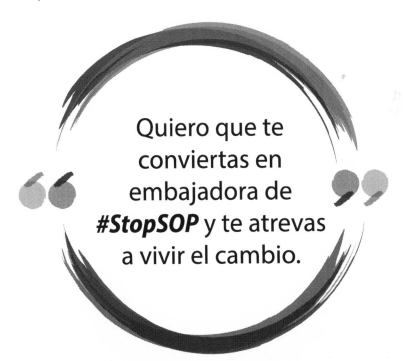

Quiero que te conviertas en embajadora de *#StopSOP* y te atrevas a vivir el cambio.

Capítulo 1
MI HISTORIA...

Desde los 18 años, estoy tomando pastillas anticonceptivas. A esa edad comencé a ser activa sexualmente y lo único que veía como solución segura ante un embarazo no deseado eran las píldoras. Muchos hombres se rehúsan a usar preservativos u otros métodos cuando ya tienen una pareja estable. También nosotras, en algunos casos por desinformación y por no incomodar a nuestras parejas, terminamos cediendo y aceptamos tomar las pastillas para no ir en contra de lo que te dicen el doctor, tus padres, la sociedad. Se vuelve como un patrón que indica que tiene que ser así.

Todo marchaba de maravilla hasta el momento en que decidí pararlas por un tiempo y descansar de ellas. Escuché tantos cuentos que, en un punto, me sentí confundida. En ese momento, uno de los comentarios que más coincidía entre mis amigas fue:

— *Tienes que descansar de las pastillas, porque puedes quedar bajo su efecto y no podrás tener bebés.*

Me fui de vacaciones a Chile y no me llevé la cajita de anticonceptivos que me tocaba. Los días marchaban de maravilla, comía de todo y visitaba muchísimos viñedos. Era época de invierno, así que el clima estaba delicioso y la gente era muy amable.

Sin embargo, sentía que, mientras pasaban los días, la ropa no me quedaba igual, sentía un gordito por acá y otro por allá, un poco de retención de líquidos, pero no fue sino dos semanas después que toda mi alegría empezó a desmoronarse. Mi cuerpo comenzó a hablar, mi cara y espalda padecían un acné muy fuerte, tanto que ya no quería salir a ningún lado. Era un acné interno y dolía mucho si intentaba sacarlo. Te digo que un día tenía 5 granitos, el otro día eran 10, el otro 15 y así iban aumentando.

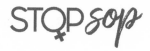

¡Yo lo que hacía era llorar, deseando volver rápido a mi país! Porque cada día me llenaba más de estrés y ansiedad, no entendía lo que me estaba pasando ni qué había hecho mal para que me saliera todo eso.

De vuelta en Venezuela, visité a una dermatóloga durante varias semanas y la situación no mejoraba, más bien se iban sumando otros síntomas que antes no tenía, como aumento de grasa en la zona abdominal, irritabilidad, humor muy cambiante, debilidad en las uñas y seguía con la retención de líquidos, por lo que bajar de peso se me estaba haciendo más complicado.

La dermatóloga me sugirió visitar a un endocrino:

> — *Yo creo que tu problema es hormonal.*
> — *¿Qué tienen que ver las hormonas en esto? ¿Cómo las hormonas van a causarme aumento de peso y hasta dominar mis estados de humor? — le dije sorprendida.*

Pues resulta que lo pueden hacer porque lo controlan todo y de esto hablaremos en el siguiente capítulo.

Georgina Palacios

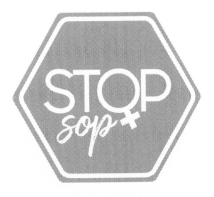

Capítulo 2
LAS HORMONAS

Son una serie de químicos creados por las glándulas de secreción interna (endocrinas), las cuales, al entrar en contacto con la sangre, se esparcen por el corazón, el sistema digestivo, las articulaciones y el cerebro (órganos blandos). Así logran equilibrar el metabolismo, los estados de ánimo, el sueño, los ciclos reproductivos, la estructura ósea, realmente lo controlan todo.

"Hombres y mujeres poseen hormonas como parte de sus funciones vitales, y como una garantía de la permanencia de la especie, sin embargo, a lo largo de la vida son las mujeres quienes experimentan sus efectos con mayor notoriedad".[1]

Sé que en este tema tú me entenderás y te identificarás conmigo. Sin embargo, puede que tu pareja ponga cara de pocos amigos, ya que, muchas veces, son ellos quienes pagan los platos rotos cuando las hormonas están sin control. Más adelante, te explicaré cómo ellos, al estar más conscientes de nuestros procesos y al hacerlos más partícipes del tema, se pueden convertir en un gran apoyo y, en vez de vernos con la típica cara de "esta mujer está poseída", entenderán más del manejo de cada situación.

Desde la pubertad hasta la menopausia, las mujeres experimentamos fluctuaciones hormonales continuas, que nos afectan física y emocionalmente. Al tener estos valores hormonales alterados o funcionando de manera poco adecuada, nuestro cuerpo envía señales diciéndonos que algo no está bien y lo vamos a ver reflejado en nuestro exterior y en nuestro estado de ánimo.

1. Fuente: Revista fucsia.com (https://www.fucsia.co/belleza-y-salud/articulo/hormonas-asunto-mujeres/27143)

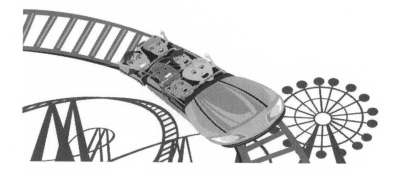

Este hecho fisiológico de la vida puede responderte por qué los trastornos de depresión y ansiedad son de dos a tres veces más comunes en las mujeres que en los hombres. Por eso insisto en que, antes de bromear con este tema ("es que está en sus días difíciles, no le prestes atención", "ella está hecha un mar de hormonas, en algún momento se le pasará"), es necesario ir más allá y entender cómo las hormonas juegan un papel importante en la salud y el bienestar de una mujer durante toda su vida.

Georgina Palacios

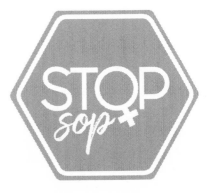

Capítulo 3
EL DIAGNÓSTICO

Agradezco a Dios por esas señales que comencé a manifestar, porque así fue cómo pude darme cuenta de que algo me estaba pasando y que debía ir al médico a chequearme. Sin embargo, los síntomas pueden variar en cada mujer, en algunos casos son más fuertes y, en otros, más leves.

Lo siguiente que hice fue pautar una cita con un endocrino y le comenté mis síntomas:

- Acumulación de grasa en la zona abdominal
- Dificultad para bajar de peso
- Piel grasosa
- Dificultad para conciliar el sueño (insomnio)
- Ansiedad
- Oscurecimiento de la piel en ciertas zonas como en la nuca y pliegues cutáneos
- Acné (cara, pecho y espalda)
- Pérdida del cabello y debilidad en las puntas
- Ciclos irregulares
- Uñas débiles y quebradizas
- Mala cicatrización
- Irritabilidad y cambios de humor fuertes
- Desánimo

La doctora me envía al laboratorio a hacerme unos exámenes para chequear cómo estaban mis hormonas. Adicionalmente, también me pidió un eco transvaginal.

A continuación, les presento una guía práctica sobre los valores en la sangre que debes chequearte para saber si tienes SOP.

STOPsop

> Existen muchos casos de mujeres donde presentan: Hirsutismo (crecimiento de vello excesivo en cara, brazos, abdomen, espalda y piernas) y amenorrea (ausencia de la menstruación por varios meses).

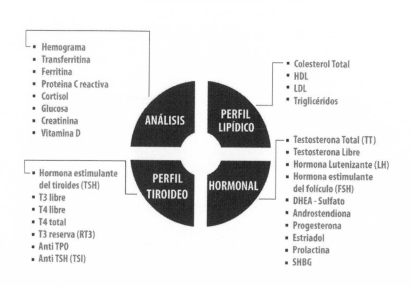

ANÁLISIS
- Hemograma
- Transferritina
- Ferritina
- Proteina C reactiva
- Cortisol
- Glucosa
- Creatinina
- Vitamina D

PERFIL LIPÍDICO
- Colesterol Total
- HDL
- LDL
- Triglicéridos

PERFIL TIROIDEO
- Hormona estimulante del tiroides (TSH)
- T3 libre
- T4 libre
- T4 total
- T3 reserva (RT3)
- Anti TPO
- Anti TSH (TSI)

HORMONAL
- Testosterona Total (TT)
- Testosterona Libre
- Hormona Lutenizante (LH)
- Hormona estimulante del folículo (FSH)
- DHEA - Sulfato
- Androstendiona
- Progesterona
- Estriadol
- Prolactina
- SHBG

También es importante hacerse un eco transvaginal, porque puede pasar que tus exámenes salgan perfectos en todos los valores, el médico te diga que estás bien y tú sigas presentando los síntomas porque no han chequeado tus ovarios.

Aquí les presento una imagen de cómo lucen los ovarios de una chica con SOP. Las chicas con esta condición presentan varios quistes parecidos a un racimo de uvas.

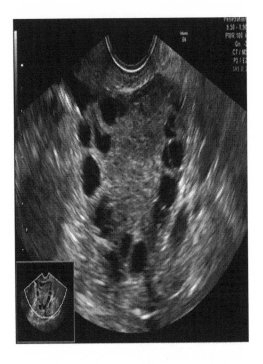

Al volver a consulta con los resultados ya listos, yo estaba súper nerviosa porque no tenía ni idea de lo que me diría la doctora. "¿Será que tengo algo grave?", me preguntaba. Finalmente me recibe, chequea los exámenes y me dice:

STOP SOP

— Sí, tú tienes lo que sospechaba. Se llama SOP, es decir, Síndrome de Ovarios Poliquísticos, más conocido como PCOS en inglés.

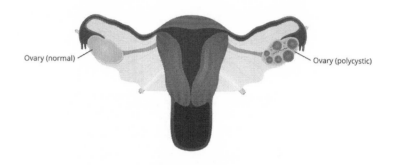

Ovary (normal)   Ovary (polycystic)

Georgina Palacios

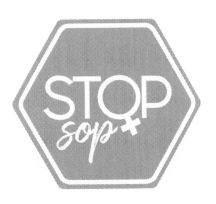

Capítulo 4
TENGO SOP. ¿QUÉ HAGO?

Hoy en día, el SOP se conoce como la endocrinopatía más común en mujeres en edad reproductiva. Una o dos de cada 10 mujeres puede llegar a desarrollarlo. Es uno de los trastornos hormonales más comunes, pero también de los que se tiene muy poca información, ya que se habla muy poco sobre él.

4.1.- ¿Cuál es su origen?

Aún se desconoce su origen, sin embargo, encontré en la web que el doctor Nabal Bracero, sub especialista en Endocrinología Reproductiva e Infertilidad y Director médico del "Genes Fertility Institute", manifiesta que se puede hallar "un patrón de herencia de este disturbio hormonal ya que puede ocurrir con más frecuencia en grupos de mujeres de la misma familia". También agrega "existen varias teorías que asocian el desarrollo de este síndrome a desórdenes nutricionales de la paciente al nacer y al peso de la mujer durante la adolescencia".[2]

Las mujeres con ovarios poliquísticos poseen, frecuentemente, un pariente cercano, sea mamá, abuela o hermana con la misma condición. Los investigadores aún están en busca de los genes responsables de todo esto; mientras, nosotras debemos concentrarnos en conseguir soluciones a nuestra situación.

---

2. Fuente: https://www.elnuevodia.com/estilosdevida/hogar/nota/conoce-elsindromedeovariopoliquistico-1486226/

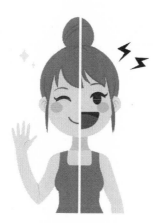

4.2.- Tipos de SOP[3]

SOP por resistencia a la insulina: este es el más común, donde se produce exceso de testosterona, la cual ha sido sobre estimulada por niveles de insulina altos en sangre. Los niveles altos de insulina se dan por llevar un estilo de alimentación con mucha azúcar y alimentos ultra procesados.

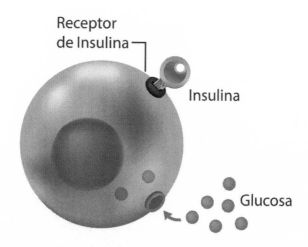

___

3. Fuente: Libro *Guía SOP*

- SOP por estrés metabólico y psicológico: este tipo se presenta por un déficit de hormonas que traen como consecuencia las dietas mal llevadas y súper estrictas, eliminación de los carbohidratos por completo, hacer ejercicio en exceso y las pérdidas de peso abruptas. Someter a nuestro cuerpo a niveles altos y constantes de estrés también puede llegar a desencadenar este tipo de SOP, haciendo que el hipotálamo se bloquee y cuando el dueño de la compañía se bloquea ¿qué pasa? No hay ovulación. Existen casos de chicas que presentan los dos tipos de SOP: éste y la resistencia a la insulina.

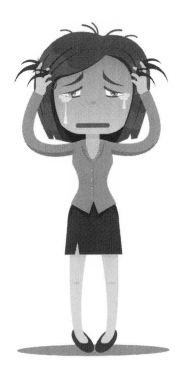

- SOP por hipotiroidismo: sucede cuando la glándula tiroides no produce suficientes hormonas para satisfacer las necesidades del cuerpo, a causa de anticuerpos que atacan la glándula tiroides y la van dañando. Esto suele aparecer en mujeres ya en edad más adulta.

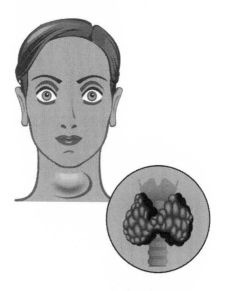

Georgina Palacios

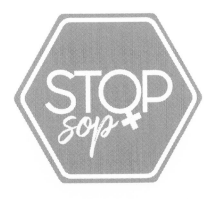

Capítulo 5
HABLEMOS DE LA PÍLDORA ANTICONCEPTIVA

L uego del diagnóstico, me dijeron:

—*Debes tomar pastillas anticonceptivas y Aldactone. El segundo es un diurético súper fuerte que ayuda a botar, por la orina, el exceso de hormonas masculinas, (pero los efectos secundarios de esta pastilla son terribles).*

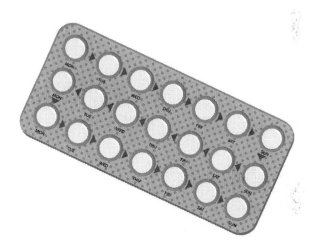

En ese momento, no estaba al tanto de las consecuencias que me traería esto años después pero, trabajando en televisión, que es un medio en el que debes vender siempre una imagen perfecta, yo solo deseaba estar bien lo más rápido posible.

Amiga, siempre resalto que la información nos da poder y, si en ese momento me hubiesen dicho "tienes que cuidar tu alimentación y llevar un estilo de vida más saludable", me hubiese evitado muchos dolores de cabeza.

STOP *sop*

La pastilla anticonceptiva o "curita momentánea" hace que, en cuestión de días, desaparezcan todos los síntomas del SOP. Pero, ¿qué es lo que realmente hacen estas pastillas en nuestro cuerpo?

Tomaré como ejemplo la estructura de una empresa para que sea más fácil de comprender. La píldora hace que no exista conexión entre el **hipotálamo**, (el dueño de la compañía), la **hipófisis** (el presidente de la compañía) con los **ovarios** (los empleados de la empresa) para producir **estrógenos** y **progesterona**.

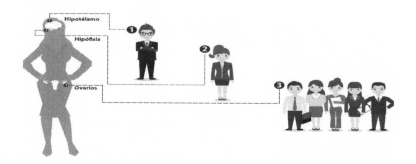

Al darle estas hormonas a tu cuerpo, que están presentes en las pastillas anticonceptivas, este deja de trabajar porque ellas lo están haciendo por él, entonces tus ovarios se duermen. Esto ocasiona que esa conexión entre el hipotálamo y tus ovarios sea interrumpida.

La píldora viene a recrear el ambiente hormonal perfecto en nosotras, como si el SOP no existiera pero, en realidad, viene siendo un parche que tapa solo los síntomas de este síndrome, mientras que la raíz de todo sigue sin ser tratada. Por esta razón, es muy probable que, al dejar la pastilla, los síntomas del SOP vuelvan a tocar la puerta y, en la mayoría de los casos, con más fuerza.

Actualmente, con todo lo que he aprendido sobre este tema viviéndolo desde hace más de 10 años, me pregunto ¿por qué algunos médicos recetan el anticonceptivo sin hacerle un chequeo previo a la paciente? ¿Por qué una chica de 15 años tiene que empezar a tomar anticonceptivos? ¿No sería más fácil decirle que cambie su estilo de alimentación?

Yo habría apreciado que lo hicieran conmigo, pero ya que no puedo cambiar el pasado, tengo el ahora y, con eso, una gran enseñanza para compartir contigo que me lees. Si empiezas ahora mismo a cuidar todo lo que comes, podrás llevar esta condición a la mínima expresión, haciendo que tu cuerpo te lo agradezca, a largo plazo.

Son muchos los casos de chicas que me escriben porque no saben qué hacer. Se sienten perdidas y desatendidas en este aspecto y, créanme, yo me sentí exactamente igual. Por años, iba de médico en médico buscando algo que realmente hiciera clic conmigo, algo que me hiciera sentir a gusto con el tratamiento, pero todos me decían lo mismo: "toma anticonceptivo", "toma Aldactone", "toma Glucofage" y yo, por estar totalmente desinformada, terminaba tomando todo eso, pensando que estaba poniéndole fin al problema.

No tengo nada en contra de las chicas que sí toman el anticonceptivo y se sienten bien con él, pero yo considero que el estar informadas nos brinda mayores herramientas para saber cuál es el camino que queremos elegir para sentirnos realmente a gusto. Hubo algo en mí que despertó. Me cansé, no solo porque el anticonceptivo me había caído fatal toda la vida, sino

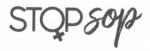

porque también empecé a darme cuenta de que estaba solucionando una parte pero, por otro lado, estaba descuidando otras cosas. Les hablaré de ese despertar más adelante.

Georgina Palacios

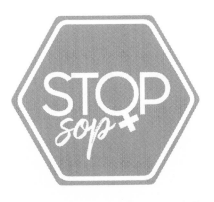

Capítulo 6
LA MENSTRUACIÓN

L a menstruación es el sangrado vaginal vital de toda mujer, es parte de nuestra esencia. La sangre que expulsamos no solo es sangre, es también nuestro medio para eliminar toxinas, células muertas, el óvulo no fecundado, hormonas, células madre, proteínas, minerales, agua, lípidos y hasta organismos tóxicos que conforman los productos de belleza e higiene personal. Es decir, es la manera como nuestro cuerpo se limpia naturalmente y se prepara para un nuevo ciclo.

Para comprender todo esto, debo hablar también de los ciclos menstruales, los cuales ocurren por una secuencia de eventos desencadenados entre nuestro cerebro y los ovarios.

6.1.- Ciclo normal menstrual: Dura 28 días. (Es un promedio. Hay mujeres con ciclos de mayor o menor tiempo).

Del día 1 al día 15: El cerebro produce FSH[4] que se encarga de estimular los ovarios para que produzcan folículos (pelotitas) y empiecen a madurarse. A medida que van pasando los días, estos folículos empiezan a producir estrógeno y uno de ellos se hace más dominante que los demás. Ya existiendo un folículo dominante y maduro, los otros paran de crecer y comienzan a desaparecer. Acercándose a la mitad del ciclo, otra hormona es liberada, la LH[5], y esta hace que el folículo dominante se rompa y libere el óvulo.

---

4. FSH: Se conoce como Hormona Folículo-Estimulante (FSH por sus siglas en inglés). Es una hormona del tipo gonadotropina, que se encuentra en los seres humanos y otras hembras primates.

5. LH: Es una hormona gonadotropina de naturaleza glicoproteica que, al igual que la hormona foliculoestimulante o FSH, es producida por el lóbulo anterior de la hipófisis o glándula pituitaria.

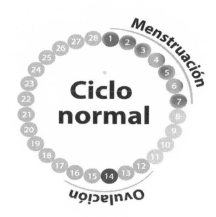

Después de la ovulación, el ovario produce estrógeno y progesterona, que preparan el útero para la implantación y posible embarazo. Si el óvulo no es fecundado, la producción de LH, estrógeno y progesterona es interrumpida. Sin estas hormonas, el óvulo se desprende y es así como aparece la menstruación.

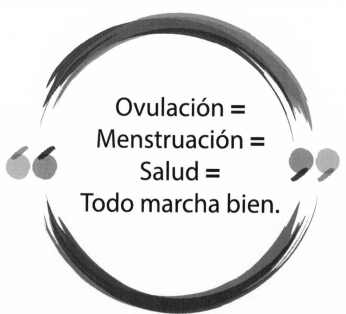

Ovulación =
Menstruación =
Salud =
Todo marcha bien.

6.2.- Ciclo Menstrual con SOP

En los primeros días del ciclo, los folículos que surgen debido a la acción de la FSH no maduran ni crecen hasta hacerse alguno dominante, se mantienen todos iguales. Sin el folículo dominante, no ocurre ovulación ni estímulo para que los folículos restantes desaparezcan, entonces empieza una acumulación progresiva. Por esta razón, en los estudios médicos se presentan los quistes como un racimo de uvas en los ovarios de chicas con SOP.

> *No ovulación = No menstruación = Se descontrolan las hormonas = Producimos más andrógenos = Algo no está marchando bien*

6.3.- Síndrome premenstrual

Las mujeres experimentamos este popular síndrome premenstrual, que son variaciones en nuestro estado de ánimo justo antes o durante la menstruación. Sin embargo, algunas chicas con SOP presentan más intensamente estos síntomas. Podemos pasar con facilidad de uno a mil en cuestión de segundos, ya sea irritabilidad, tristeza, enojo o antojos de comida por situaciones que nos generen ansiedad. Esto es completamente normal, porque los niveles hormonales aumentan y disminuyen durante el ciclo menstrual de cada una de nosotras y pueden afectar, de manera directa, el modo cómo nos sentimos emocional y físicamente. Alimentarnos de forma correcta, dormir bien y hacer ejercicio, hace que estos síntomas premenstruales, mensualmente no se intensifiquen.

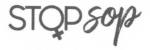

6.4.- No me baja la menstruación ¿qué hago?

Muchos son los casos que he leído sobre esto y me llena de preocupación la cantidad de chicas en edad reproductiva que, sin estar embarazadas, pasan meses sin ver su menstruación.

La amenorrea o la ausencia de menstruación, por periodos largos de tiempo, es uno de los síntomas del Síndrome de Ovarios Poliquísticos. En los últimos capítulos señalaré cuál tipo de alimentación, suplementos, terapias alternativas deberías tomar en cuenta para regularizarla de manera natural. Mientras tanto, te voy a explicar por qué se produce.

La insulina es una hormona y está vinculada con la hormona del crecimiento. La insulina es necesaria en nuestro cuerpo y sin ella no podríamos vivir. Sé muy bien sobre este tema porque tengo un hermano diabético, entonces, desde pequeña crecí muy familiarizada con dicha condición.

Las chicas con SOP, en su mayoría, tienen resistencia a la insulina. Eso quiere decir que el cuerpo no responde con la cantidad necesaria aq insulina que arroja el páncreas cuando comes. Entonces necesitas una mayor cantidad de ella en sangre para que las células reaccionen y digan "empecemos a trabajar en esto que acaba de comer".

Ojo, no hay que ser diabético para tener resistencia a la insulina, pero si tu cuerpo está produciendo un exceso de insulina causado por la mala alimentación, si tienes poca conciencia de ello y si, desde hoy mismo, no empiezas a cuidar todo lo que comes, podrías entrar en el porcentaje de diabéticas tipo 2 del mundo o con problemas cardiovasculares.

La insulina se sobre estimula cuando comemos carbohidratos y azúcar. Esto hace que nuestro cuerpo produzca más andrógenos. Es decir, ese exceso de insulina en la sangre hace que nuestro cuerpo tenga más testosterona (hormonas masculinas que todas tenemos, pero más elevadas de lo normal). Al tener la testosterona alta, no ovulas, al no ovular, produces más andrógenos y, cuando esto pasa, tu cuerpo tiene la insulina alta. Es un círculo vicioso.

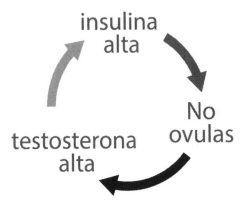

Por eso existen casos de chicas que no ven la menstruación por largos períodos de tiempo, porque sus hormonas masculinas están por las nubes. Para que lo entiendan un poco mejor, el problema no se refleja solo en la menstruación, también se presenta con el acné, la caída del cabello, el exceso de vello, entre otros síntomas, los cuales mejoran, notablemente, cambiando nuestro estilo de vida.

La idea es bajar los niveles de azúcar y carbohidratos procesados en nuestras comidas, pues estos producen picos de insulina que no le hacen bien a nuestro sistema hormonal. Tampoco se trata de dejar los carbohidratos por completo, ya que tu organismo los necesita. Lo que debes hacer es aprender a elegir carbohidratos

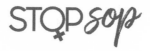

complejos, que sean de absorción lenta y que no disparen tu insulina en la sangre como, por ejemplo, las legumbres, tubérculos, raíces, vegetales y frutas.

La ausencia de la menstruación también puede ser causada por otros motivos:

- Tienes períodos regulares y, de repente, deja de bajarte la regla: puede que estés embarazada. Pero, ¿qué pasa si la prueba sale negativa? De todas formas, deberás consultarlo con tu médico para hacer un seguimiento y confirmarlo
- Estás dando pecho. La lactancia materna puede retrasar la bajada de la menstruación
- Algún medicamento que estés tomando puede haber influido en tu ciclo menstrual. Algunos pueden ser medicamentos psiquiátricos, de quimioterapia, pastillas para alergias o para la presión arterial
- Otros desequilibrios hormonales (endometriosis o diabetes)
- Si has sido sometida a alguna cirugía en el útero y existen cicatrices, puede que la regla sea irregular
- Estrés, exceso de ejercicio, dietas estrictas con baja presencia de carbohidratos (SOP por estrés metabólico y psicológico)
- Problemas con la tiroides (SOP por hipertiroidismo)

6.5.- ¿Toallas sanitarias, tampones o copa?

Desde que me metí de lleno en este tema del SOP, he ido descubriendo cosas que antes ni me imaginaba. No sé si a ti te ha pasado esto que me ocurrió a mí. Las toallas sanitarias, a menos que fueran de algodón, me irritaban mucho, así que opté por siempre usar los tampones. Pero, ¿alguien notó que la menstruación les duraba menos días al usar tampones?

Me puse a investigar y resulta que muchas compañías utilizan cualquier cantidad de químicos en estos productos que, al entrar en contacto directo con nuestra piel, no solo nos llenan de toxinas, sino que también el uso continuo de estos productos puede llegar a sacudir nuestro sistema hormonal. No se imaginan la cantidad de saboteadores hormonales a los que estamos sometidas todos los días, pero de esto les hablaré más extenso en otro capítulo.

Mi opción para la menstruación es usar la copa, que es 100% natural y no trae efectos secundarios, o toallas sanitarias totalmente orgánicas, que no tengan ningún componente extraño para mi cuerpo.

El período no debe ser sinónimo de obstáculo en nuestra vida, es el momento que tenemos como mujeres para regenerarnos y limpiarnos de una manera maravillosa. Estamos acostumbradas a vivir en una sociedad poco tolerante con este proceso tan primario en la mujer, incluso, para muchos es un tabú, algo molesto y súper incómodo de conversar; sin embargo, considero que debe ser todo lo contrario. Debemos celebrarlo porque es la muestra más linda de que estamos vivas, llenas de salud y listas para dar vida a un nuevo ser.

Esas etiquetas puestas por la sociedad, elimínalas y haz un reseteo lo más pronto posible en tu sistema de creencias, porque ¿cómo quieres que tu menstruación baje y fluya de forma natural cada mes si, posiblemente, tienes algún bloqueo mental donde tú misma, consciente o no, le estás cerrando la puerta? Por un momento, piensa en esto que te estoy diciendo, haz conciencia de ello mientras pasamos al siguiente capítulo.

Capítulo 7
MI SEGUNDO ENCUENTRO CON EL SOP

Georgina Palacios

Era marzo de 2017, faltaban dos semanas para mi boda por la iglesia. Entre el estrés y el corre-corre que esos días significan para toda novia, no fui constante tomando una de las pastillas de mi tratamiento (Aldactone).

Me retumbaban, en la cabeza, las palabras de la doctora en Venezuela:

> — *Tomando esta pastilla, ni sueñes con tener hijos. La pastilla es tan fuerte que puede traerte problemas con el bebé, como malformaciones, por eso tienes que dejarla antes, para desintoxicar tu cuerpo de ellas y empezar a buscar bebés.*

Ya faltaban pocos días para la boda y me dije:

> — *¿Sabes qué, Georgina? Deja ese veneno. Te soluciona algo pero te empeora otra cosa, ¿qué pasa si, en un futuro, empiezas a tener problemas en el hígado o, peor aún, qué pasa si llegas a quedar embarazada?*

Semanas después, vino la pastilla anticonceptiva, lo hablé con Gabo, mi esposo, y le dije:

> — *Necesito dejarlas, ya no me es posible continuarlas, necesito hacer esto por mí.*

Fue una conversación llena de mucho amor, compresión y apoyo de su parte.

Me han caído fatal siempre. De hecho, cambiaba de marca y ninguna terminaba de llegar a gustarme y

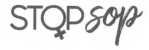

qué "casualidad", casi un 90 % de las chicas que me escriben sienten ese mismo rechazo.

Hubo algo muy dentro de mí que me hizo sentir que necesitaba un cambio, aventurarme a escuchar mi cuerpo, dándole lo que necesitaba. Por eso paré, por completo, lo que por años los médicos me habían hecho creer que era mi única solución, solo que ni Gabo ni yo estábamos preparados para lo que vendría después.

Al mes de dejarlas, empecé a experimentar cambios de humor muy fuertes: en la mañana estaba feliz, en las noches, triste, con niveles extremos de ansiedad y estrés; tanto, que podía pasar toda la noche sin dormir. Mi mente no me dejaba tranquila, no me relajaba con nada. Sumado a esto, las situaciones externas: trabajo, amistades, familia... El día a día me pegaba y me afectaba más de lo normal, todo fue incrementándose hasta crear una bomba de tiempo que, en cualquier momento, iba a explotar.

La relación con mi esposo no marchaba bien, vivíamos en peleas constantes porque ni yo misma sabía lo que tenía y entonces él tampoco podía ayudarme a canalizar lo que me estaba pasando. Si él me hablaba, me molestaba; si me daba la razón, me molestaba y si él se molestaba, yo estallaba el triple. No había descanso alguno. Empiezas a crear, en tu mente, cosas fuera de la realidad, pero que te lastiman y te golpean. Fueron unas semanas muy fuertes para nosotros como pareja y hasta llegué a pensar que todo estaba perdido.

Escribo esto desde lo más íntimo y se me salen las lágrimas, porque fueron momentos muy duros los que vivimos. Por un lado, sentía que lo amaba y no quería perderlo y, por el otro, me sentía perdida en un hueco donde ni siquiera mi esposo me podía entender. A esto se le sumaban los síntomas físicos del SOP, que reaparecieron golpeándome con más fuerza esta vez. En mi espalda, pecho y algunas partes de la cara empezó a manifestarse el acné, pero en la espalda era donde siempre estaba peor. Lo único bueno de este proceso fue que mi deseo sexual (libido) aumentó y es normal que pase, porque la píldora bloquea la producción de hormonas en los ovarios y también bloquea la testosterona responsable del deseo sexual. Al dejar la píldora sientes esas ganas mucho más intensas. Pero así como en un momento podía sentirme la mujer más sexy y lista para una noche perfecta con mi esposo, a los pocos minutos me sentía totalmente mal, sin ganas de nada.

Los cambios de humor eran muy bruscos y súper agotantes, porque vivía como en una película de drama constante. Mi peso era muy cambiante. Literal: un mes estaba hinchada, al otro delgada, me descuidaba un poquito y ya volvía a hincharme, y así iba yo, en esa montaña rusa, semana tras semana, con mi peso.

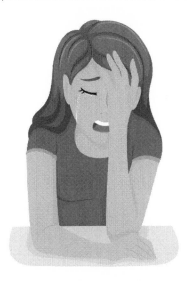

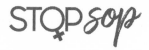

Otra cosa que me hizo ver que el SOP estaba volviendo fue la mala cicatrización, porque una herida que antes se tardaba un día en curarse, ahora demoraba semanas.

Mi periodo menstrual tardó meses en bajar: esto es diferente en cada persona, pero yo lo veo ahora de esta manera. Imagínate que tienes un bebé y le enseñas a gatear, luego a caminar y luego a correr; de repente lo amarras a una silla por diez años ¿qué crees que va a pasar? Sus músculos se van a atrofiar. Ese mismo ejemplo lo veo con la menstruación. Te desarrollas, tus ovarios están funcionando y, de un momento a otro, los duermes por 10 años con el anticonceptivo. Cuando decides dejarlo, el cuerpo tarda un tiempo en volver a llevar su curso natural, pero sí es posible darle una manito para despertarlo con la alimentación y suplementos que más adelante les explicaré.

Sinceramente, una de las cosas que más me golpeó la autoestima fue la pérdida creciente de cabello. Llegué a perder hasta un 40% y, además, el que me quedaba estaba con las puntas débiles, secas y quebradizas. Toda mi vida había sido de tener un cabello largo, abundante, con volumen y, de eso, pasé a tener muy poco.

Todo esto me hizo caer en una gran tristeza. Yo solo me preguntaba por qué me pasaba eso a mí, que por qué me sentía así. Había días que no quería ni levantarme de la cama, solo quería que pasaran y ya, porque sentía que la batalla era conmigo misma y la estaba perdiendo, quedándome sin fuerzas.

Georgina Palacios

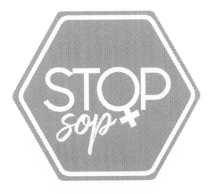

Capítulo 8
LA DEPRESIÓN Y ANSIEDAD EN CHICAS CON SOP

ás del 60% de estas mujeres son diagnosticadas con al menos un síntoma psiquiátrico como ansiedad, depresión o un trastorno de la alimentación, y el suicidio es mucho más común entre las mujeres con SOP que entre las controles sanas". Esto lo revelan estudios realizados por el Departamento de Fisiología y Farmacología en el Instituto Karolinska en Suecia.

Cada vez son más las chicas que conviven con el SOP que se manifiestan por diferentes plataformas digitales sobre su depresión o sus ataques de ansiedad.

> Hola Geo.. Fui declarad ovario poliquístico hace un mes aproximadamente. Caí en un depresión HORRIBLE. Me mandaron a cuidarme con pastillas anticonceptivas con el fin de regularme la menstruación.

> Hola!!! Acabo de unirme al grupo. Tengo ovarios poliquisticos y endometriosis. Se me ha hecho bien dificil tener bebes. He aumentado de peso y se me hace dificil bajar. Que podria hacer? Alguna dieta? Quisiera cambiar mi alimentacion, rutina y todo porque me siento cada vez mas deprimida.

> Mi depresión viene a que tengo 19 años y por mi madre soy hija única. Puesto de que ella tiene la misma condición y si logra quedar en estado pero al cabo de unas 8 maximo 12 semanas tiene perdidas espontáneas

> Hola!!! Acabo de unirme al grupo. Tengo ovarios poliquisticos y endometriosis. Se me ha hecho bien dificil tener bebes. He aumentado de peso y se me hace dificil bajar. Que podria hacer? Alguna dieta? Quisiera cambiar mi alimentacion, rutina y todo porque me siento cada vez mas deprimida.

> Eso quiere decir que yo no podre ser madre debido a mi condición?

La ansiedad es algo que todas tenemos en común cuando sufrimos de SOP, lo que altera valores en nuestro cuerpo que dan origen a eso, así que no te sientas como un extraterrestre, porque es algo súper normal. No es fácil, lo sé. Créeme, yo sé perfectamente que no lo es, pero sí es posible controlarlo. Sin embargo, para estar segura de ello, me ha tocado leer mucho, bus-

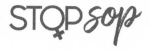

car información y saber detectar lo que está pasando dentro de mí.

Considero que, en el mundo tan acelerado que vivimos, el día a día nos lleva a generar más y más estrés, razón por la cual debemos cuidar nuestro templo sagrado, que es el cuerpo, y no permitir que esas situaciones nos consuman y afecten nuestro organismo.

Si has estado comiendo mucha azúcar y carbohidratos, es posible que tu cuerpo siga "llorando como un niño chiquito" pidiendo más y más. A mí me ha pasado que meriendo un postre gigante y, a las dos horas, estoy como si no hubiese comido nada en todo el día. La subida de azúcar es tan fuerte que la bajada en el cuerpo también es muy brusca. Ahí es cuando el cuerpo pide a gritos su dosis de azúcar nuevamente.

Si a esto le agregamos toda la carga hormonal del SOP, sin duda nos sentimos más vulnerables, más confundidas y perdemos nuestro camino en ese proceso, dándole la bienvenida a la depresión.

Según mi experiencia, yo me atrevería a decir que la depresión podría aparecer por estos dos grandes motivos:

- Baja autoestima: Vivir en una sociedad cada vez más superficial, banal y plástica, no ofrece las mejores condiciones para una chica con SOP. Tienes que tener una autoestima de acero para que nada del mundo exterior te afecte. Debes abrazar lo positivo y desechar lo negativo. Pero no todas somos iguales, y hay muchas que no saben cómo manejar eso, por lo que suelen tener sus emociones a flor de piel. Para muchas de nosotras no es fácil sobrellevar el tema del peso, del hirsutismo, la caída del cabello y el acné severo, en un mundo donde importa más cómo **te ves** que cómo **te sientes** realmente. Esto va, poco a poco, golpeando nuestra feminidad, creando inseguridades y reduciendo nuestra capacidad para socializar con los demás.

- Infertilidad: Este es otro punto que nos da muchos motivos de ansiedad y de estrés. Conoces al hombre perfecto para ti pero, cuando llega el momento de tener hijos, pareciera que estuvieras en una carrera contra el reloj, visitas al médico, gastos en medicinas, tratamientos, relaciones sexuales programadas, hormonas que estimulan la ovulación... todo esto también hace que la ansiedad se dispare y cuentes los días que te faltan para que baje la menstruación. Haces el test de embarazo, buscando el milagro, pero el resultado es negativo. Una ilusión más perdida, te sientes vacía, no te sientes mujer y te preguntas ¿por qué me pasa esto?

Una de mis seguidoras me contó su historia. Ella había gastado muchísimo dinero y tiempo en tratamientos de fertilidad y no lograba quedar embarazada. Eso, mes a mes, hizo que su autoestima se fuera al piso, porque no sabía qué hacer y, cada vez, veía más lejana la posibilidad de convertirse en madre.

La presión de la familia, del esposo, de los amigos, todo la llevó al borde de la desesperación. Muchas personas le preguntaban en plan de chiste "¿y ustedes?", "¿el bebé para cuándo?", sin saber el golpe que eso significaba para ella. Salía de la casa para distraerse y terminaba peor cuando volvía. Ella me decía que la única persona con la que se sentía a gusto de hablar este tema era conmigo, porque su esposo no la entendía. Poco a poco, fui guiándola con la alimentación y, también, a nivel emocional, que es muy importante, pero no fue nada fácil para ella y la entiendo perfectamente.

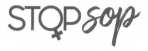

8.1.- Aprende a detectar la depresión[6]:

Si presentas algunos de estos síntomas de manera continua, te recomiendo buscar apoyo en alguna persona de confianza, sea algún familiar o amigo, para que te asista a canalizar todo y buscar la ayuda de algún especialista.

- Dificultad para conciliar el sueño o exceso de sueño
- Cambios bruscos en el apetito (aumento o pérdida de peso)
- Sentimientos de inutilidad y odio a ti misma
- Sentimientos de desesperanza y abandono
- Pérdida de placer en actividades que suelen hacerte feliz
- Inactividad
- Pensamientos repetitivos de muerte y suicidio
- Dificultad para concentrarse
- Estados de ánimo irritable o bajo (la mayoría de las veces)

Después de mucho tiempo haciéndole frente al SOP, he llegado a la conclusión de que lo principal es quererrnos a nosotras mismas. No hay mejor sanación para este proceso que tomar conciencia del amor propio, de aceptarnos como somos, hermosamente imperfectas, porque nadie tiene la perfección absoluta en sus manos.

Si no nos queremos nosotras mismas ¿cómo vamos a asumir todos los obstáculos que se nos presenten? Cuando abrimos los ojos hacia el amor, en su máxima expresión, no existen estereotipos, no existen miedos, no existen comparaciones, ni nada que amarre, porque solo existes tú deseándote siempre lo mejor. Es

---

6. Fuente: https://medlineplus.gov/spanish/ency/article/003213.htm

así como todo empieza a cambiar de adentro hacia afuera y nos hacemos amigas de nosotras mismas. Por favor, no seas tan dura contigo, porque terminas siendo tu propia enemiga. TÚ, que me estás leyendo, ahora ya sabes todo el potencial que posees, toda la información que tienes en tus manos para comerte el mundo y, de hoy en adelante, tu única tarea será ser feliz.

Capítulo 9
STOP SOP & ATRÉVETE AL CAMBIO

No les voy a negar que esa segunda aparición del SOP me sacudió, me tumbó, me hizo entrar en un laberinto al que no le veía salida. Pero hoy doy gracias porque las cosas pasaron de esa manera, porque así pude tomar el control, pude aprender, nutrirme y ahora pasarte este conocimiento a ti que me estás leyendo.

Te cuento que fueron largas noches de insomnio. Un día sin poder dormir, producto del estrés y de miles de cosas que me estaban pasando por la cabeza, me dije: "Okey, en vez de llorar, voy a hacer algo diferente hoy, a ver si logro dormirme. Voy a leer".

Entonces empecé a buscar información en internet referente al tema. Encontraba algo interesante y lo anotaba, otra noche buscaba en foros de chicas, otra buscaba en YouTube o investigaba remedios caseros, y así fui metiéndome, poco a poco, en el asunto.

Mientras más me adentraba en esto, más respuestas iba consiguiendo. Otras cosas las tuve que experimentar en mí a ver si funcionaban o no. Pero sentía que, mientras más información tenía, más entendía lo que me estaba pasando y que no estaba tan loca como yo pensaba. Cada información que conseguía era como una pieza de un gran rompecabezas y cada una de esas piezas iba aportándome una tranquilidad enorme porque, finalmente, tenía respuestas a las preguntas que, por años, nadie supo explicarme.

En este proceso fui compartiendo la información con Gabo, mi esposo. Los dos íbamos entendiendo esto de las hormonas y comprendimos que no es algo con lo que se debe jugar. Ambos entendimos cómo esto puede llegar a controlarte sin darte cuenta, entonces, cuando yo me llenaba de ansiedad y estrés por cualquier cosa, él me hacía ver otra perspectiva de la situa-

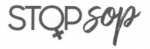

ción. Al principio, funcionaba a veces y otras no, pero los cambios van dándose poco a poco, lentos pero seguros.

La familia, los amigos y la pareja, son nuestros pilares, por lo que ellos también deben estar informados de todo lo que significa tener SOP. Te invito a que esta lectura la hagas con tu compañero de vida, que compartan juntos las ideas e intercambien opiniones porque, sin duda, una mano que te sostenga, te guíe y consuele, puede evitarte momentos dolorosos.

Un día mi esposo me dijo:

> — *Baby, de verdad que esto es un mundo del que no tenía idea, imagínate cuántas parejas deben estar pasando por lo mismo y sin saberlo.*

En algún momento una pareja puede pasar por esto y tiene que estar, por lo menos, consciente de ello.

Aquí es donde yo digo que una mano puede hacer mucho, pero varias son una bendición y fue entonces cuando me abrí a contarle al mundo lo que tenía. Aún recuerdo ese día como si fuera ayer, y fue a través de mi cuenta en Instagram **@geo_palacios**, donde hablé, abiertamente, de mi condición. Mi gran sorpresa fue saber que no estoy sola en esto, que hay mujeres como yo, en todas partes del mundo, pidiendo ayuda y con ganas de ser escuchadas.

Desde ese entonces, no solo me he convertido en una orientadora o guía para muchas, sino que cada una de ustedes también se convirtió en parte de mi progreso. La sanación viene en equipo. No es lo mismo caminar sola, que agarrada de la mano de mil personas.

> Mi intención con este libro, además de ayudarte, es que TÚ, como mujer poderosa que eres, seas embajadora del cambio en otras chicas y reconozcas que no hay nada mejor que llevar esta condición con orgullo y la frente en alto.

Es parte de ti, es parte de mí. Cuando algo es parte de lo que somos, se convierte en ese sello único que nos hace diferentes a las demás. Así que no te avergüences por tener SOP, siéntete libre y dichosa porque ahora, con todo lo que sabemos, vamos a poder llevar una vida plena y muy larga si Dios nos lo permite, pero lo mejor es que ya estamos trabajando en ello.

Capítulo 10
ALIMENTACIÓN

Una vez que inicies este gran cambio en tu vida, lo primero que debes tomar en cuenta es la alimentación, ahí está la base de todo. Recuerda que todo lo que comes será metabolizado por tu cuerpo, entonces, si le das nutrientes, vitaminas y energía, su respuesta va a ser estupenda, pero si lo llenas de comida basura, de azúcar, de alimentos ultra procesados, la respuesta será completamente diferente, porque todo está relacionado con la insulina y su equilibrio constante.

10.1.- Vamos juntas al súper

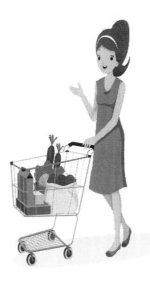

Quiero que imagines que estoy contigo en el supermercado, ayudándote a escoger algunos alimentos y revisando las etiquetas de cada producto. Por ejemplo: fíjate en el contenido de azúcar, se considera **elevado** 10 gramos o más de azúcar por cada 100 gramos y **bajo** si es de 2 a 4 gramos de azúcar por cada 100 gramos. Al principio, me llevaba tiempo y tardaba horas comprando 4 cositas, pero ahora todo es más fácil.

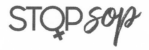

La idea es que puedas tener un panorama más amplio de qué comer y salirte del típico pollo a la plancha y lechuga.

Siempre he considerado que las dietas muy estrictas y monótonas terminan por aburrir a las chicas, haciéndolas abandonar la posibilidad de asumir el nuevo estilo de vida. Se debe ir más allá, conocer los alimentos más adecuados y entender que en la variedad de las comidas que consumimos está el secreto. No es dejar de comer, es volver a programar nuestra manera de consumir los alimentos. No se trata de estar delgadas, sino de estar saludables. No se trata de buen cuerpo, sino de quererlo.

En este capítulo tendrás una guía que, según mi experiencia, te muestra los alimentos que no deberían faltar en casa y que debes considerar:

- **La Quinua:** Ofrece a nuestro cuerpo la mayor parte de sus calorías en forma de hidratos complejos, pero también aporta cerca de 16 gramos de proteínas por cada 100 gramos. Tiene fibra y es rico en grasa saludable como el omega 6 y 3.

- **Batata o Sweet Potato:** Rica en fibra, potasio, vitamina C, magnesio y calcio. Tiene un sabor dulce, pero no supera el 3% de azúcar natural, por lo que la mayor parte de sus hidratos son complejos.

- **Avena:** Es un alimento muy versátil, porque podemos consumirlo de diferentes maneras. Contiene mucha fibra, vitaminas y betaglucanos, que son los encargados de absorber el colesterol. Un dato interesante con la avena es que contiene cantidades elevadas de metionina que, al combinarse con leche, genera proteínas completas comparables con las del pescado o el huevo.

- **Granos y Legumbres:** No solo son carbohidratos de bajo índice glucémico[7], sino que tienen proteínas, grasas saludables, hierro, calcio y fibra (en realidad tienen de todo).

- **Brócoli:** Es un vegetal con gran contenido en agua, fibra, vitamina C, potasio, zinc, magnesio, calcio y pocas calorías. Además, consumirlo frecuentemente protege nuestra salud ocular y previene el crecimiento de células cancerígenas.

- **Espinacas y Kale:** Contienen mucha fibra, vitaminas, nutrientes y pocas calorías. Las agrego a diario en al menos en una de mis comidas. Para las personas vegetarianas como yo, o veganas, son ideales porque aportan mucho hierro.

- **Aguacate:** Rico en grasas saludables. Es uno de los alimentos perfectos para el útero y ovarios. Muchas desconocen la cantidad de beneficios que tiene el aguacate y yo voy a mencionar algunos: tiene propiedades antiinflamatorias, disminuye el colesterol, ayuda a controlar el azúcar en sangre, disminuye la ansiedad y, la mejor parte, es que las hormonas se alimentan de la grasa saludable que proporciona, contribuyendo, considerablemente, a la regularización de nuestros ciclos hormonales.

- **Champiñones:** Son ricos en cobre y selenio. El cobre ayuda a metabolizar el hierro y a producir energía, mientras que el selenio ayuda a la regularización de las hormonas tiroideas, con la inflamación y el sistema inmunológico.

---

7. Índice Glucémico: Es una medida de la rapidez con la que un alimento puede elevar su nivel de azúcar (glucosa) en la sangre.

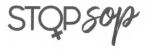

- **Salmón:** Rico en grasas saludables que nuestro cuerpo necesita para el correcto funcionamiento del sistema hormonal. También ayuda con la presión arterial y el colesterol. Yo trato de comerlo por lo menos dos veces por semana.

- **Frutos Secos:** Poseen grasas saludables que ayudan a reducir el colesterol y a calmar la ansiedad. Contienen antioxidantes y, al igual que el aguacate, aportan muchos beneficios para las chicas con SOP. Mis preferidos son las almendras y el merey. Existen presentaciones muy variadas como, por ejemplo, harina de almendras o mantequilla de maní.

- **Remolacha:** Es un vegetal con bajo índice glucémico (lo que significa que libera azúcar lentamente en la sangre), ayudando a controlar la ansiedad. Contiene mucho hierro y antioxidantes que te aportan energía y ayudan con tu rendimiento sexual.

- **Los Berries (fresas, frutillas, arándanos, mora):** Todas estas frutas me encantan. Una vez por semana compro fresas, la otra semana moras y, así, voy rotándolas. Son espectaculares tanto para desayunos como para meriendas, porque poseen bajo índice glicémico. Las frutas, en general, recomiendo comerlas enteras y no en batidos, porque la fibra que encontramos en ellas ayuda mucho a que los niveles de azúcar en sangre no se eleven precipitadamente. Entonces, ¿qué debemos hacer? ¿Dejar de tomar jugos por siempre? No, tampoco así, sí se puede, pero de vez en cuando... mientras sean 100 % naturales y se trate de conservar la fibra. En tu día a día intenta consumir la fruta entera.

- **Leche de Almendras:** Aunque no lo creas, la leche de almendras posee mucho calcio, es rica en potasio, zinc, contiene ácidos grasos esenciales y es perfecta para las personas intolerantes a la lactosa.

- **Berenjena:** Tiene un alto contenido de agua, fibra y antioxidantes. También es diurética y depurativa, previene ciertos tipos de cáncer y enfermedades cardiovasculares.

- **Mantequilla Ghee:** o mantequilla clarificada, es la más saludable de todas. Sus propiedades se asocian, principalmente, a la prevención del cáncer y enfermedades cardíacas, ya que posee importantes aceites monoinsaturados que no aumentan el colesterol. Además, contiene antioxidantes (barredores de radicales libres), y minerales como el calcio y vitaminas A, D, E y K.

- **Aceite de Coco:** Me encanta usarlo en las comidas porque, al calentarse, no pierde sus propiedades y genera menos tóxicos a la hora de freír. Tiene muchísimos beneficios como mejorar la función cerebral, acelerar el metabolismo y mejorar la salud de la piel y el cabello. En fin, no puede faltar en tu cocina.

- **Huevos:** Nos aportan grasas saludables (Omega 3) y proteínas esenciales para nuestro cuerpo. También contienen minerales como hierro, fósforo, zinc y magnesio, además de ser una gran fuente de vitamina B12.

- **Célery o Apio España:** Me encanta este vegetal porque puedes usarlo para cocinar y también comértelo crudo tipo *snack*. Aporta pocas calorías y mucha fibra, así que podrás calmar la ansiedad comiendo un par de ellos.

- **Limón:** A pesar de su sabor súper ácido, es un alimento con efecto alcalinizador en nuestro cuerpo. Yo tomo una taza de agua caliente con el jugo de un limón todas las mañanas, pero también lo uso para aderezar ensaladas y pescados.

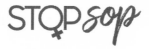

Nota: Los plátanos, la yuca y las papas son buenas opciones, pero necesitas ser sumamente cuidadosa con las porciones.

10.2.- #RetoStopSOP

Este reto me encanta porque lo inicié por redes sociales y muchas chicas se han unido con bastante entusiasmo. Cada una de ellas ha podido sentir los beneficios de dejar el azúcar y las harinas refinadas de sus comidas. Me cuentan que la ansiedad, poco a poco, fue desapareciendo, descansan mejor y tienen más energía, por lo que el cuerpo les da las gracias.

La gran mayoría de chicas con SOP tienen resistencia a la insulina y, como consecuencia, tienen que producir mayor insulina para que el cuerpo responda y así bajar el azúcar. Así, se va formando un círculo vicioso, más dulce, más insulina, más trabajo para el páncreas; entonces el bajón de azúcar es muy brusco y precipitado, creando, en pocas horas, la necesidad de volver a comer algo como si no hubieses comido en todo el día. La mejor manera de detener ese círculo es cortándolo de raíz y entender que no lo necesitamos en nuestras vidas.

Sé que al principio es difícil y sentirás que estás en una lucha contigo misma, pero es necesario tomar conciencia de los dolores de cabeza que te vas a ahorrar a futuro como la infertilidad, diabetes o problemas cardiovasculares.

En el caso de los carbohidratos, no es dejar de comerlos, sino consumir los carbohidratos de calidad, con una absorción lenta en nuestro organismo. Para mí nunca fue complicado dejar las harinas procesadas, ahí no estaba mi talón de Aquiles, mi punto débil siempre fue el azúcar. Yo comía saludable de lunes a viernes, pero los sábados y domingos si me provocaba comerme un dulcito, pues lo hacía. Pensaba "pero, si yo hago ejercicios, me cuido bastante, hago todo al pie de la letra, entonces ¿por qué no estoy viendo los resultados perfectamente?".

Bueno, ahí estaba el problema. Desde el momento en que decidí que el azúcar no iba a dominarme y lo dejé por completo, mi piel empezó a mejorar, los síntomas del SOP bajaron bastante y el cabello se me caía menos. Entonces fue allí cuando reflexioné, realmente, sobre el asunto y dije: "si a mi cuerpo no le cae bien, ¿por qué voy a seguir dándole ese veneno?".

Está comprobado científicamente que dejar el azúcar es igual que, para algunas personas, dejar de fumar. La adicción es tan potente que te pone a tambalear, pero no hay nada más fuerte que el poder de nuestra mente y las ganas de lograrlo.

Hubo una seguidora que me colocó por Instagram: "Los extremos no son buenos, el azúcar es necesario para nuestro cuerpo, así como la sal." Por supuesto que el azúcar es necesario, pero debemos consumir el de las frutas o el de algunos tipos de carbohidratos que, cuando los digerimos, se convierten en azúcares.

10.3.- Mide las porciones

La regla de oro para comer balanceado y variado es medir las porciones. Sin embargo, no te voy a pedir que estés con una taza de medición por todos lados. Aquí te presento un gráfico donde podrás medir las porciones con tus manos, en cualquier lugar donde estés y así no pasarte de la raya con cada uno.

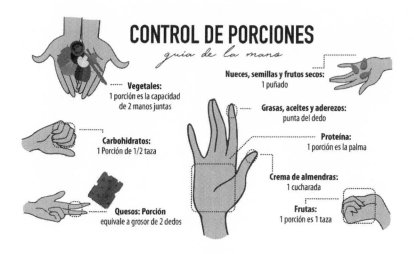

CONTROL DE PORCIONES
guía de la mano

Vegetales:
1 porción es la capacidad
de 2 manos juntas

Nueces, semillas y frutos secos:
1 puñado

Grasas, aceites y aderezos:
punta del dedo

Carbohidratos:
1 Porción de 1/2 taza

Proteína:
1 porción es la palma

Crema de almendras:
1 cucharada

Quesos: Porción
equivale a grosor de 2 dedos

Frutas:
1 porción es 1 taza

10.4- Suplementos que estoy usando

Considero que los suplementos son los que ayudan a darle un empujón a nuestro cuerpo para lograr el equilibrio deseado. Existen chicas que solo requieren una buena alimentación y ejercicios, mientras que otras necesitamos algo más. Han sido noches de lectura en foros, páginas por internet y libros, buscando respuestas a mis dudas y entendiendo cómo estos pequeños regalos de la naturaleza mejoran la respuesta de nuestro cuerpo ante el SOP.

Actualmente, en el mercado podemos encontrar una gran variedad de suplementos alimenticios, pero no todos causan el efecto que estamos deseando, que es ayudar a nuestros ovarios en su proceso de mejora. La mala alimentación o el uso de hormonas como la píldora anticonceptiva, pueden causar carencias de vitaminas y minerales esenciales a nuestro cuerpo. Muchas me preguntan qué es lo que estoy tomando y, después de leer, probar y analizar varios suplementos, les voy a dejar una lista de los que considero no deben faltar para las chicas con Síndrome de Ovarios Poliquísticos:

- **Zinc:** Actúa en varias reacciones químicas de nuestro cuerpo. Para las chicas con SOP, ayuda a una adecuada maduración del folículo ovárico y por eso hace que tus ciclos sean más regulares. Si tienes caída del cabello y acné, el zinc es necesario para la síntesis de la keratina, así evitarás que el cabello se debilite. Además, acaba con las bacterias que producen el acné y va reduciendo la inflamación.
- **Magnesio:** Es un micronutriente que regula los niveles de insulina en nuestro cuerpo y, a su vez, normaliza las menstruaciones y la ovulación. Mejora el estado de ánimo, la memoria y la energía.
- **Té de Yerbabuena:** Se han encontrado efectos antiandrogénicos de este increíble té en mujeres con SOP, bajando, considerablemente, algunos de los síntomas como el hirsutismo, la irritabilidad, la ansiedad o la retención de líquidos.
- **Vitamina D:** Las mujeres con SOP son más propensas a tener deficiencia de vitamina D. Mujeres con niveles altos en esta vitamina tienen un 40% menos de posibilidades de desarrollar diabetes, además, reduce la inflamación y mejora la resistencia.
- **Inositol:** Tiene un papel fundamental en el metabolismo de la glucosa, mejorando, considerablemente, la resistencia a la insulina, la presión arterial o la intolerancia a la glucosa. Favorece la ovulación porque eleva la progesterona y, a su vez baja, la testosterona en chicas con SOP.
- **Biotina:** Es un suplemento del grupo B y es fundamental tanto para la síntesis de la keratina como para la elasticidad en la piel. Si tienes el cabello débil y quebradizo te la recomiendo.

- **Ginkgo Biloba:** Es una hierba que favorece el flujo sanguíneo cerebral y, al llegarte más flujo sanguíneo al cerebro, llegan más nutrientes, vitaminas y grasas, todo para la correcta síntesis del cabello y hacerlo más fuerte, entre otros beneficios. Su efecto lo podrás ver a largo plazo, después de uno o dos meses usándolo.
- **Vitex:** Le brinda al cuerpo esa ayuda especial para el correcto funcionamiento del folículo ovárico, por lo tanto, regula nuestro periodo menstrual y favorece nuestra fertilidad.
- **Maca:** Ayuda también a equilibrar tus hormonas y mejora tu libido, si la tienes baja, puedes probar con esto y te va a ir mejor.
- **Cúrcuma:** Es un poderoso antioxidante que reduce, de manera considerable, el daño que los radicales libres hacen a las células, sus virtudes antiinflamatorias la convierten en una ayuda contra la artritis o cualquier proceso inflamatorio.
- **Canela:** No dudes en incluirla en tus comidas si así lo deseas. Es perfecta para regular, naturalmente, el azúcar en sangre y acelerar nuestro metabolismo.
- **Berberina:** Esta planta realmente es milagrosa y, en la actualidad, muy pocas personas la conocen, pero entre sus beneficios destacan que reduce la producción de glucosa en el hígado, mejora la sensibilidad a la insulina y ayuda a estimular la absorción correcta de la glucosa sanguínea, por parte de las células.

Las dosis recomendadas deben ser, OBLIGATORIAMENTE, consultadas con tu médico de cabecera para que juntos lleguen a la dosis adecuada para ti. Recuerda que cada mujer es diferente. Asimismo, en caso de algún tratamiento médico, consulta con tu especialista cuáles, de estos suplementos son los más recomendables para ti, y que no vayan a influir en el tratamiento que estés haciendo.

Capítulo 11
EL EMBARAZO Y EL SOP

Sea cual sea tu caso, si estás buscando tener hijos o quieres cuidarte porque eres muy joven todavía, existen varios métodos para lograrlo.

Actualmente, las chicas empiezan a tener relaciones sexuales desde muy temprana edad. Mi recomendación, como tu aliada y amiga en este proceso, es la siguiente:

- Si en estos momentos no tienes pareja, cuídate del SOP de manera natural, a través de la alimentación adecuada. Evita los químicos a toda costa, ya que a la larga no nos hacen bien.
- Existen muchos juegos previos que son divertidos, jocosos, satisfactorios para ambos y no corres el riesgo de salir embarazada, siempre y cuando tu pareja no eyacule cerca de tu zona genital. Esto lo digo porque, a cualquier edad, estamos expuestas a llevarnos muchas desilusiones, que nos rompan el corazón, muchos sapos en el camino que debemos besar para llegar al soñado príncipe azul. Ve a tu propio ritmo y permítete conocer muy bien a esa persona que te gusta. No dejes que te presione a nada y si lo hace, ya sabes que ese no es el indicado para ti.
- Yo sé que el paso anterior es complicado, y más cuando estás enamorada, tengas la edad que tengas, las hormonas van a mil por hora, el corazón se te va a salir del pecho cuando tienes al lado a esa persona especial. Si ya el paso de las caricias y juegos previos no es suficiente para ti, entonces mi recomendación es que empieces a usar con tu pareja el preservativo. Esto aplica para todas las edades, jovencitas y no tan jovencitas, porque el momento de tener relaciones sexuales con alguien lo decide cada quien, pero aquí ya no solo voy a hablarles de los embarazos; con el uso del mismo también

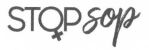

evitamos el contagio de enfermedades de transmisión sexual.

- Las pastillas anticonceptivas o dispositivos hormonales: Ya saben que no soy amiga de este método para evitar embarazos. En capítulos anteriores les expliqué todo lo que hacen estas hormonas sintéticas. Pero, si luego de probar las otras alternativas no te sientes del todo segura o cómoda, entonces consulta primero contigo misma qué es lo que quieres, por quién lo estás haciendo, ¿por ti o por él?, para hacer feliz a quién ¿a ti o a él? Al tú tener estas respuestas sinceras contigo misma, sabrás qué hacer y yo también voy a apoyarte en tu decisión, pero te pido, por favor, que mantengas una alimentación saludable, baja en azúcar y harinas refinadas, tomes suplementos y hagas ejercicios, para que, al momento que decidas dejarlas, el cambio en tu cuerpo no sea tan brusco y los síntomas del SOP no aparezcan descontroladamente como me pasó a mí, por desconocimiento en la materia.

Ya para las que tienen una pareja más estable e, incluso, para las parejas que ya están casadas, los métodos cambian. Primero, en este punto, conoces muy bien a tu pareja, sabes que en algún momento será la persona con la que vas a formar una linda familia, o quizás ya estás en la búsqueda de esa bendición, así que podrían usar estas alternativas que son 100 por ciento naturales, según lo que estés buscando y no te traen efectos secundarios:

Método del Calendario: Consiste en monitorear tu ciclo menstrual, para así saber los días que puedes tener relaciones sin quedar embarazada. Para calcularlo, se dice que en la mitad del ciclo menstrual (día 14, contando desde el primer día que baja la menstruación) es cuando la mujer está más fértil, un óvulo maduro baja y dura vivo solo 24 horas, sin embargo, los espermatozoides del hombre pueden vivir 72 horas, así que es recomendable cuidarse de 3 a 4 días antes y 3 a 4 días después. Por ejemplo, en un ciclo regular de 28 días, vas a cuidarte desde el día 9 o 10 de tu ciclo hasta el día 18 o 19.

Hay mujeres con ciclo es más corto, que dura entre 25 o 27 días. Hay otros más largos que duran entre 30 o 32 días. En estos casos, tienes que calcular exactamente la mitad de tu ciclo y también debes monitorear los cambios que va teniendo tu cuerpo. Hay diferentes aplicaciones para tu Smartphone que recomiendo muchísimo, son perfectas para hacer tus anotaciones y llevar un perfecto control.

11.1.- ¿Cómo saber si estás ovulando?

Cuando ovulamos, nuestro cuerpo cambia y si tú prestas mucha atención podrías notar esos cambios. Aquí te dejo algunos:

- Flujo vaginal: Se vuelve más abundante, transparente, flexible, con un aspecto muy parecido a la clara de un huevo. También hay casos donde se puede presentar un fluido más acuoso.
- La temperatura corporal: Puedes fijarte en la temperatura de tu cuerpo, se ha comprobado que puede aumentar de 0,5 a 1 grado cuando ocurre la liberación del óvulo maduro. Debido a que la variación no es muy significativa, es recomendable ser constante con esta medición, tomarla todos los días al despertarte durante varios ciclos menstruales para así tener control de la ovulación.
- Inflamación de los senos y del vientre
- Mayor deseo sexual

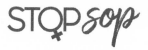

- Ecografías: Con este método puedes saber si estás ovulando. Un especialista le dará seguimiento a tu ciclo, para dar con el día exacto de tu ovulación

Todos estos consejos aplican para las chicas con ciclos regulares, de entre 25 a 32 días. Si tus ciclos son irregulares y no ves la menstruación por meses, es poco probable que estés ovulando y, por consecuencia, es menos probable que quedes embarazada. La menstruación marca el final de un ciclo y el inicio de otro, también es una señal de tu cuerpo diciéndote que tu sistema reproductor funciona correctamente.

Sin embargo, no caigas en pánico pensando que no vas a tener bebés, eso es lo primero que se nos viene a la mente. Esta condición es común entre las mujeres y si es verdad que dificulta un poco el proceso, no lo hace imposible. Ya a este nivel pueden entender un poco más la estrecha relación que existe entre la alimentación, nuestro estilo de vida y el buen ambiente hormonal.

"Ese es el objetivo de este libro, ampliarte el panorama, darte información valiosa para que nadie te venga a decir qué hacer, cuando ya tú misma vas a conseguir las respuestas sobre este tema y asimilarlas mejor."

Capítulo 12
CONSULTA CON UN EXPERTO

Georgina Palacios

Todo lo que hasta ahora han podido leer ha sido con base en mi propia experiencia, sin embargo, a este lindo proyecto se han unido grandes especialistas que, al igual que yo, ven la importancia de crear conciencia y brindarles toda la información necesaria a las chicas con SOP. Son amigos y aliados en este proceso, por eso quiero compartir contigo unas entrevistas que les realicé a cada uno en su rama.

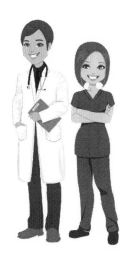

12.1.- Nutricionista

Un gran aliado en este proceso, desde hace cuatro años que lo conocí, es mi gran amigo y Doctor en Nutrición Humana, Guillermo Navarrete. Él marcó un antes y después en mi forma de ver los alimentos porque, sabiendo la condición que yo tenía, me enseñó muchísimo. Fue el primero en hablarme de la resistencia a la insulina, las consecuencias que trae y cómo todo lo que consumimos puede ser usado a nuestro favor o en contra. (Quienes gusten, pueden seguirlo en las redes como @nutrillermo).

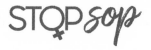

Previamente, conversamos y me comentó que casi el 60 % de sus pacientes son chicas con SOP.

1.- ¿Qué origina esta condición?
El exceso de azúcar y harinas en la alimentación, unido, probablemente, a una condición genética que hace favorable su aparición. En mi experiencia clínica, casi todos los casos remiten con una dieta ausente de azúcar, baja en carbohidratos (sobre todo los procesados) y alta en grasas saludables.

2.- ¿Por qué cambiar los hábitos alimenticios es vital para las chicas con SOP?
Porque son, justamente, esos malos hábitos los que hacen que la condición aparezca. Hay muchos supuestos "remedios" que solo son paños de agua tibia, es decir, cosas que esconden la condición, que tratan el síntoma pero no la causa, por ejemplo, los anticonceptivos, la metformina, etc.

3.- ¿Puede una mujer con SOP quedar embarazada cambiando su estilo de vida?
Sí puede, pero es importante primero solucionar su condición metabólica. Cada vez más estudios están demostrando que la mayoría de casos de niños con autismo, provienen de madres con ovarios poliquísticos. Quién sabe si, en el futuro, se determine que el aumento de andrógenos (hormonas masculinas) es una causa real del trastorno del espectro autista.

4.- ¿Qué alimentos deben evitar las chicas con SOP?
Azúcar (y todos los alimentos que la ocultan), así como harinas, sobre todo, las harinas de cereales (trigo, maíz, arroz, etc.). Mis pacientes con SOP, dejan de lado todos los cereales, legumbres y algunas frutas hasta estar bien. Después pueden recuperar legumbres y frutas, pero no los cereales.

5.- ¿Por qué las chicas con SOP tienen una gran debilidad por el azúcar? Muchas aseguran no poder dejarla.
No es que tener SOP sea sinónimo de tener una adicción al azúcar, sino al revés. Es por la adicción al azúcar que terminan desarrollando SOP, debido al desajuste hormonal, sobre todo, por la insulina que se produce en sus cuerpos, y que termina alterando otras hormonas como los estrógenos, andrógenos, hormonas tiroideas, etc.

6.- ¿El alcohol es amigo o enemigo?
Enemigo. No hay que olvidar que el alcohol es azúcar fermentada. No se puede obtener alcohol sino a partir de azúcares.

7.- Uno de los síntomas más frecuentes en chicas con SOP es la caída del cabello, el acné, problemas para bajar de peso y ausencia de la menstruación, ¿cuáles alimentos ayudan a mejorar estos síntomas?
Alimentos ricos en grasas saludables, huevos, aguacate, tocino, pescados grasos como el atún, el salmón, las sardinas, cortes de carne grasos, de animales alimentados con pasto, frutos secos... todo eso ayuda mucho, no solo por el efecto de esos ácidos grasos beneficiosos, sino porque su ingesta hace tener menos hambre y ansiedad por azúcar y carbohidratos procesados que, insisto, son la probable causa del SOP y de los desórdenes menstruales, acné y demás alteraciones hormonales que parten de la alteración de la insulina.

12.2.- Ginecología y Endocrinología

A este proyecto se unió María Fernanda Tamayo. Ella es Doctora graduada con mención Cum Laude en la Universidad Centro Occidental Lisandro Alvarado (UCLA), en el año 2003. Posee una especialización en Ginecología y Obstetricia en la UCV (2006), y un diplo-

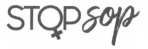

mado en Medicina de la Reproducción en la Universidad de Alcalá, España 2014. La pueden conseguir en Instagram como @drginecoendocrino. Desde la primera vez que conversamos hicimos clic, fue muy bonito porque hablamos por Instagram y esto fue lo que ella me envió:

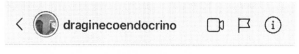

04 de septiembre 10:09 p. m.

Holaa mee atrevo a escribirte pues vi tus post y me pareció super interesante que hablas directamente del SOP... Para mi como médico especialista en endocrinologia ginecologica es ideal que demuestres tu que tienes tantos seguidores que la solución NO son las pastillas anticonceptivas.... si no una buena alimentación y ejercicio es decir "una vida sana y equilibrada" para mejorar la condición del SOP

Se podrán imaginar la emoción que sentí cuando una doctora, con toda su experiencia, me dijo eso, estaba saltando de la felicidad y, en especial, porque más personas se estaban uniendo a esta linda labor de crear conciencia.

Tuve una linda conversación con ella por Skype, a pesar de estar en países diferentes, ella es súper cercana y la distancia no fue impedimento para trabajar juntas.

1.- ¿Cuántas pacientes con SOP ves en tu consultorio semanalmente?
Cercano a un 70% de mis consultas son mujeres con

esa patología. Es un porcentaje grande, porque es la principal causa de anovulación (cese de la ovulación) y amenorrea.

2.- ¿Por qué muchas mujeres en edad reproductiva desarrollan esta condición?
Hay muchas teorías. Existen teorías genéticas donde algunas chicas pueden nacer con esa predisposición a desarrollar SOP y las otras teorías son por malos hábitos de alimentación, aumento de peso muy precipitado, cambios en el estilo de vida (sedentarismo) y esto va reforzándose a medida que vamos pasando de la juventud a la madurez.

3.- ¿El SOP tiene cura?
Sí, claro que tiene cura, pero no se habla de cura como tal porque es una condición que puede estar con las chicas por siempre. Sin embargo, los síntomas sí pueden mejorar como, por ejemplo, la fertilidad y eso lo veo a diario en mis consultas. Cuando le explicas a las pacientes, detalladamente, qué es lo que padecen, cómo hacer los cambios en el estilo de vida, por qué deben dejar los vicios, etc., todo esto mejora el Síndrome de Ovarios Poliquísticos y vas viendo los cambios físicos en ellas, ya sea con el acné, hirsutismo e, incluso, bajan de peso.

4.- ¿Qué opinas de la pastilla anticonceptiva?
Son una buena herramienta para usar, pero dependiendo de la paciente y de lo que ella desea. Me llegan a consulta pacientes con SOP que no desean quedar embarazadas y se les puede recetar los anticonceptivos. Independientemente de que no les venga la menstruación todos los meses, podrían ovular en cualquier momento. También existen casos muy severos con SOP donde las pastillas, debido a los componentes hormonales que tienen, ayudan a mejorar todos los

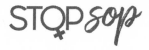

síntomas que se pueden manifestar como cutis graso, pérdida del cabello, acné, entre otros. Por supuesto, existen otros métodos que también se pueden usar, sin embargo, muchas están haciendo un mal uso de la indicación del anticonceptivo y, muchas veces, a toda paciente con SOP les recetan las pastillas, sin poner en una balanza los beneficios y los riesgos de tomarlo. El uso excesivo o el no hacer un buen diagnóstico es lo que yo critico. También se debe evaluar la tolerabilidad de cada una de las pacientes; hay pacientes que no quieren eliminarlas porque les va muy bien con ellas, mientras que hay otras que no las quieren ver nunca más en su vida, no les caen bien y la rechazan. En medicina debes individualizar a cada paciente.

5.- ¿Cuáles han sido los casos más complejos que has tenido que tratar en pacientes con SOP?
Son esas pacientes que acuden a consulta con muchísimas manifestaciones severas de hiperandrogenismo, exceso de vello en brazos, rostro y otras partes que las hacen ver muy masculinas, mujeres con acné que, a pesar del tratamiento, no mejoran; pacientes que tienen años sin ver la menstruación que, no solo afecta el tema físico, sino también en la parte emocional, pues su autoestima se ve muy golpeada y les cuesta relacionarse con otras personas. Mientras más joven es la paciente, más la afecta emocionalmente, porque es una etapa muy difícil. Las personas tienden a señalarlas y ser muy severos. A este tipo de pacientes tan jóvenes tienes que hacerles entender su condición, orientarlas, brindarles un apoyo así como tú lo estás haciendo, Geo, porque pueden mejorar de una manera más natural y sin tantos medicamentos. Ellas deben concientizar lo que están viviendo y, cuando lo hacen, pasan a ser pacientes con más avances, a pesar de presentar un cuadro de SOP. En su mayoría, son pacientes muy obesas y debes, por lo general, trabajar

con un equipo médico como dermatólogos, nutricionistas, endocrinólogos y psicólogos para mejorarle su calidad de vida.

6.- ¿Una mujer con SOP puede quedar embarazada?
Claro, una paciente con SOP puede quedar embarazada, posiblemente le cueste más, pero sí lo puede lograr. Existen varios escenarios, tenemos a las pacientes que ven su menstruación todos los meses, que tienen su ciclo regular. Ellas ovulan y pueden quedar embarazadas.

Están las pacientes que nunca ven la menstruación, como consecuencia, no ovulan y les cuesta quedar embarazadas. Sin embargo, en algún momento ellas ovularán, lo que pasa es que no tienen la manera de detectarlo porque no hay continuidad en su ciclo. También el Síndrome de Ovarios Poliquísticos está asociado con otras patologías (tiroidea, resistencia a la insulina, hipertensión) y se puede llevar eficazmente con tratamiento, siempre y cuando, se acompañe con una adecuada alimentación, ejercicio y un estilo de vida más activo.

7.- ¿Qué consejo les puedes dar a las chicas que nos están leyendo y poseen esta condición?
El mayor consejo que les puedo dar es que asuman la condición que tienen, que estudien e investiguen y no se queden con una sola opinión médica. Que ellas sean parte activa de ese cambio que se necesita y entender que deben modificar, por completo, todos sus hábitos para ver una mejoría. Evidentemente, con el anticonceptivo verán una mejoría, pero es momentánea, no lo van a usar por siempre y es posible que al dejarlo aparezca de nuevo el SOP. Cuando de verdad se decidan por el cambio, empezarán a ver una mejoría, no solo física, sino anímica y eso las va a entusiasmar aún más.

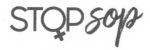

8.- ¿Qué suplementos naturales nos recomiendas?
Ahora les estoy indicando a mis pacientes Inositol, es un derivado de la vitamina B8, es natural y se ha demostrado que tiene muchísimos efectos positivos en la ovulación porque hace que las mujeres logren ver su menstruación después de una larga ausencia, además, mejora la insulina, mejora el ambiente hormonal, ayuda a perder peso y es fácil de adquirir. En mi experiencia, he tenido muy buenos resultados con este suplemento.
El aceite de Onagra también es muy utilizado en pacientes con SOP, porque mejora mucho los síntomas. También pueden tomar vitamina D y Omega 3.

9.- ¿Crees que si una chica con SOP ya realizó todos los cambios en su estilo de vida y aún no ve mejoría completa, eso pueda deberse a los disruptores hormonales?
Claro, por eso a todas las chicas con esta condición les hablo del cambio que deben hacer en sus estilos de vida. Por ejemplo: Se debe bajar el consumo de las comidas procesadas o enlatadas, porque todas tienen componentes químicos bastante altos que son disruptores metabólicos y endocrinos. Este tipo de sustancias pueden entrar en tu cuerpo y bloquear el efecto que nuestras hormonas producen.

Esto es un tema muy amplio, porque casi todo lo que usamos en nuestro día a día tiene componentes que causan un efecto en nuestras hormonas. En ciertos países donde es más difícil conseguir productos orgánicos sin pesticidas y sin tantos aditivos químicos que modifican los productos genéticamente, es mucho más común que este tipo de sustancias puedan llegar a afectar a las chicas con SOP.

12.3.- Equilibrio físico, mental y espiritual

La buena vibra se unió a este libro para darnos también su energía sanadora, gracias a dos lindas mujeres que aceptaron responder mis preguntas y hablarnos un poquito del SOP.

La primera es Nena Agustí, Comunicadora Social y, hoy en día, trabaja como Terapeuta Holística. La pueden conseguir en sus redes sociales como @buenavibracenter y @nena_agusti, donde coloca consejos útiles y prácticos acerca de salud física, emocional y energética. Este 2019, cumple nueve años dando terapias de energías cuánticas SCIO.

1.- ¿Qué elementos debemos tener presentes en nosotras para sentirnos bien y saludables?
Todos somos seres integrales, estamos formados por varios cuerpos: el físico, el emocional, el mental y el espiritual o energético. Cuando todos ellos están en armonía, realmente, tenemos salud. Por eso es que cuando vivimos alguna situación emocional fuerte -divorcio, muerte de un familiar, mudarse de país, etc.- y no fluyes correctamente con estas emociones, aparecen los bloqueos a nivel energético. Es decir, se empiezan a bloquear los chakras, donde la función de cada uno es nutrir, energéticamente, los órganos en donde están ubicados. Estos órganos pueden llegar a debilitarse y, a la larga, somatizan una enfermedad, es decir, todo comienza con un problema emocional y luego viene el problema físico.

2.- La Terapia Scio con la que trabajas, ¿de qué manera actúa en nuestro cuerpo?
Con estas terapias puedo llegar hasta lo más profundo que puede estar afectándoles emocionalmente. Les cuento que el amor es una frecuencia, y es una

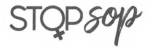

frecuencia medida en hertz, esa medida la tengo grabada en la máquina que yo utilizo, entonces, cuando yo descubro cualquier tipo de sentimiento negativo o algo que te está afectando, empiezo a contrarrestar todo eso con frecuencias de amor, también viendo el aura y estudiando los chakras, voy recargándolos, llenándolos de energía sanadora. Para mí, todo esto es un complemento ideal para sanar a una chica con Síndrome de Ovarios Poliquísticos.

He escuchado que muchas de las cosas que padecemos, hoy en día, pueden llegar a ser cargas emocionales heredadas. Esto es cierto, sé que arrastramos, por linaje energético, muchas conductas, vicios, gustos, enfermedades, adicciones que no son nuestras, y hay muchas terapias que las rompen. Incluso, hay enfermedades que pueden ser heredadas genéticamente, pero esto no quiere decir que las vayamos a desarrollar. Sin embargo, tus hábitos de vida van a desarrollar o no esa tendencia.

3.- ¿Crees que la medicación excesiva puede traer otro tipo de problemas?
Claro, todas las medicinas crean una toxicidad fuerte en nuestro cuerpo. Porque, muchas veces, ocurre que te recetan fármacos para solucionar un problema, pero estos mismos te originan algún efecto secundario y traen problemas con otra parte de nuestro cuerpo. Es por eso que recomiendo otras alternativas más naturales, menos invasoras, que te relajen, que te ayuden a conectar con aquello que quieras solucionar.

4.- Yo creo mucho en la Ley de Atracción, lo que piensas así será, ¿es importante pensar en positivo siempre?
Hay una ley que dice "lo que tú eres realmente en esencia, en tu corazón, eso es lo que emanas, ener-

géticamente, al Universo y cuando el Universo recibe esta energía, te la devuelve en la misma sintonía". Si nosotros pensamos con miedo, tendremos miedo. Si pensamos en escasez, la tendremos. Entonces, por supuesto, es importante pensar positivamente, en salud, en bienestar, que estás mejorando, y el Universo no tiene otra que hacerte recíproca esa vibración. Es por ello que todo lo que estamos viviendo es nuestra responsabilidad y no debemos culpar a nadie porque somos, nosotros mismos, los creadores de nuestro propio destino.

La segunda amiga, que también se une a este gran Team de **#StopSOP,** es mi profesora de yoga: Paola González. La pueden conseguir en Instagram a través de su cuenta @kardioyoga, y espero que sus conocimientos las ayuden tanto como me han ayudado a mí. Llevo más de un año tomando clases con ella. La experiencia con el yoga ha sido increíble. Cada vez voy aprendiendo más y conectándome con ese "yo interno" que tenía olvidado.

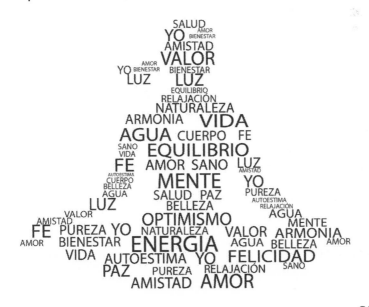

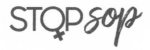

1.- ¿Por qué las chicas con SOP deben trabajar no solo el equilibrio físico, sino también cultivar la parte mental y espiritual?
El equilibrio mental y espiritual es muy importante porque se fundamenta en los pensamientos y las acciones que de allí se desprenden. Las mujeres con SOP necesitan ese equilibrio mental para gozar una salud extendida en todo su ser.

2.- ¿Qué terapias alternativas y ejercicios podrías recomendarle a una chica con SOP?
Autocuidado Emocional: Hacerte consciente de tus emociones y sentimientos, lidiar positivamente con el estrés y, para logar esto, es necesario conectar contigo misma.
Autocuidado Espiritual: Involucra creencias y valores que guíen tu vida, a través de prácticas que ayuden a nutrir tu alma.

Y para llegar a estos dos puntos es necesario:
- Meditación: Hay varios tipos, lo ideal es que elijas la que más se ajuste a tus necesidades y posibilidades. Si te estás iniciando en la meditación, te recomiendo la enfocada, que es una forma concreta donde tu mente se enfoca en una sola cosa como un sonido, mantra, una imagen o hasta tu misma respiración. Lo puedes hacer sola, sin ayuda de un profesional
- Yoga: Hay varios estilos, sin embargo, yo recomiendo *Gentle* o *Restorative*, que son estilos más suaves que trabajan estiramientos pasivos
- Ejercicios de respiración para calmar la ansiedad
- Hacer ejercicios activadores como por ejemplo: caminar, correr, nadar, etc.

O simplemente haz lo que te guste, lo importante es que hagas una actividad regular.

He escuchado que muchas de las cosas que padecemos hoy en día pueden llegar a ser cargas emocionales de nuestros padres, abuelos e, incluso, nuestros antepasados.

Yo lo llamo karma, que no es más que la energía derivada de nuestras palabras, pensamientos y acciones. Esta energía es capaz de trascender varias generaciones. Esta es la razón por la que experimentamos sufrimiento, y el origen de estas cargas emocionales o malas acciones son nuestras propias perturbaciones mentales como el odio, el apego, el resentimiento y el ego.

3.- ¿Qué cosas pueden ayudar a desprendernos de esas conexiones emocionales?
Haciéndote responsable de tus pensamientos, perdonar, soltar para poder sanar. Una vez logrado esto, empezarás a experimentar un gozo en tu vida y en todo lo que te rodea.

4.- ¿Crees en el poder de la mente para atraer cosas positivas hacia nosotras?
La mente tiene la habilidad de creer todo lo que dices, si piensas positivo, tus emociones serán más positivas y tu actitud ante la vida será más dispuesta. Tus pensamientos generan un efecto bioquímico en tu cuerpo y este efecto es producto de las emociones. Esto está comprobado científicamente. La alegría y la felicidad liberan hormonas que fortalecen el sistema inmunológico, entonces, para las chicas con SOP es importante mantener las hormonas alegres para no seguir creando desbalance en el cuerpo.

Recuerda siempre que la última palabra está en tu mente, tú decides si las cosas que experimentas son

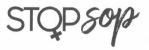

buenas o malas; tú decides verlas desde otra perspectiva, cambiando tus pensamientos.

¡Atraes lo que vibras! :)

Georgina Palacios

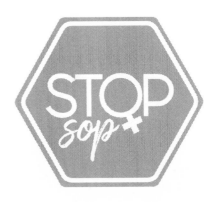

Capítulo 13
LO QUE ME
LLEGA DE TI

Mis conversaciones contigo me han llenado mucho. Leer lo que me escribes es una de las actividades que más disfruto; saber sobre tus avances me hace muy feliz y vivo contigo tus altas y bajas.

En este capítulo, quiero compartir lo que tú me has escrito, porque puede ser de ayuda para otras amigas que lean este libro.

¡Gracias por siempre estar!

> Gracias a tus consejos pude hacer realidad mi sueño 🧕 🙏 hice el reto #stopsop sufría de quistes en mis ovarios mi tiroides era una locura de verdad 😳 eres una increíble inspiración y deseo para tu vida lo mejor que Dios y el universo pueda regalarte. Probablemente no lo leas este mensaje pero quiero que sepas que estás ayudando a muchas y yo fui una de las afortunadas de seguirte y seguir tus consejos 🥰 😭 GRACIAS!!!! 👻

> Gracias por hacer esto, a veces suelo sentirme extraña por tener el sop, no sabia que habían tantas mujeres iguales que yo! Estaré súper al tanto del todo, gracias gracias gracias

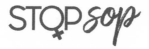

Créeme que ante esto que estoy pasando, siento un gran agradecimiento porque es un llamado de atención a amar mi cuerpo a cuidarme. Porque si estas alarmas no se encienden uno sigue haciendo desastre con la comida con nuestro propio bienestar.

Estoy Muy Feliz de haberte encontrado, eres de gran apoyo para mi y estoy segura que para millones de Mujeres mas 💪 Solo Deseo Bendiciones y Muchos Éxitos Para ti. Dios te Cuide Eternamente 😘😘😘 Feliz Noche

Yo voy Avanzar con mi Alimentación saludable le agregare lo que me recomendaste . Y espero darte mejores Noticias prontooo 🎈🎈🎈 Graciaaaas

Hola Geo, todo bien Gracias a Dios. Ok lo revisare. Gracias por tu tiempo, y por tomar esta iniciativa del sop. Saludos desde Argentina

Georgina Palacios

Eres lo máximo! Te sigo desde
siempre desde que eras una tigrita y
tu instagram es un portal cargado de
información valiosa y motivación se
verdad! Te agradezco mucho el
contenido ya que tengo SOP y
gracias a ti es que supe que no

sólo con las pastillas anticonceptivas
mejoraría.

Entiendo entiendo!! Gracias eres un
sol!!! Con tus tips también he
mejorado muchísimo! Desde la
ansiedad, el acné (hasta el ciclo
menstrual) cosa que no había
pasado en 10 años 🤘 🤘 vamos por
más 💪 💕

Muchas gracias por responder, te
escribí sobre todo porque veo
que publicas cosas que de
verdad me relajan xq veo que no
soy la unica que siente lo
mismo...

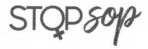

Waoo!! No me imaginé que me responderlas de verdad... Muchísimas gracias! Yo igual trato de seguir tus recomendaciones. Muchas gracias de verdad porque no sabía casi nada del tema, cuando la dra me dio el resultado fue algo nuevo para mi pero gracias a ti estoy aprendiendo mucho más 🫣🫣

Guao!!!! muchisimas gracias por toda esa información linda. Si sabia que el azucar es bastante malo para las personas con este problema y que debe eliminarse, pero como dices es dificil, ahora, sobre los carbos no sabia mucho sobre que comer mas que todo, de verdad muchisimas gracias por guiar a tantas mujeres en esto y motivarnos con tu propia historia! Sigue asi eres un ser maravilloso. Aplicaré todo lo que me has dicho! Gracias gracias! 🙏🙏🙏

Georgina Palacios

Hola linda muy bien me parece excelente.. Veras q esta iniciativa nos ayudara muchisimos a todas. De hecho ya nos esta ayudando.. Ya con el solo hecho de saber q no estamos sola, q es algo muy comun y q se puede llevar de una mejor manera....

Epílogo

Somos responsables de cuidar nuestra salud tanto física como mental y espiritual. La buena salud te permite utilizar, de forma normal, todas tus funciones vitales. La parte emocional y la espiritual tienen mucho que ver con tu calidad de vida.

Estamos viviendo tiempos de mucho estrés, los días y las horas pasan apresuradamente, son tantas las ocupaciones, los compromisos, que el tiempo parece no rendir. La consecuencia de esto es un descuido de nuestro cuerpo y de la parte espiritual, porque la mente siempre está saturada de tareas y preocupaciones.

La buena salud es integral, es decir, que se logra cuando todo tu ser: espíritu, cuerpo y alma están en armonía. Cada vez más personas se están dando cuenta de que esto no es una simple teoría, sino una realidad tangible al alcance de todos; solo es cuestión de saber establecer prioridades y encontrarnos con nosotros mismos todos los días.

Tengo la fuerte convicción de que lo que pasa por la mente puede afectar, tanto de forma positiva como negativa, el funcionamiento de nuestro cuerpo. Desde enfermedades, fobias y traumas, la mente puede alterar la calidad de vida de cualquier persona y hasta terminar generándole alguna enfermedad. Cada cosa que pensamos está creando nuestro futuro y, muchas veces, inconscientemente, llegamos a ser muy duras con nosotras mismas: "nunca voy a lograr tener hijos", "siempre seré infeliz", "eso es imposible", "es mi culpa", "¿por qué me pasa esto a mí?". Cada una de estas frases tendrá su impacto en nuestro interior, lo que creemos de nosotros y de la vida puede llegar a ser nuestra verdad.

Por esta razón recomiendo a todas mis amigas con SOP (y a todas las que me escriben por las redes sociales), tomarse un tiempo para ellas mismas. Regálate de 30 a 60 minutos al día, para reflexionar, meditar, hacer ejercicio o leer algo que te guste, ese será tu momento de desconexión.

Debes dejar de darle tantas vueltas a un problema y empezar a enfocarte en la solución, esa es la clave. Muchas mujeres me dicen "esto del SOP es agotador y frustrante" y claro que las entiendo, pero qué tal si empezamos a decir *"esto del SOP me cambió la vida y ahora seré más saludable, viviré más porque me cuidaré en todos los sentidos, tendré el control sobre mí porque, finalmente, me quiero y me acepto como soy"*. Desde ese punto de vista, la cuestión ya no es agotadora, sino fascinante. Recuerda: en la mente mandas tú y tienes, en ella, la autoridad de dirigir tu mundo.

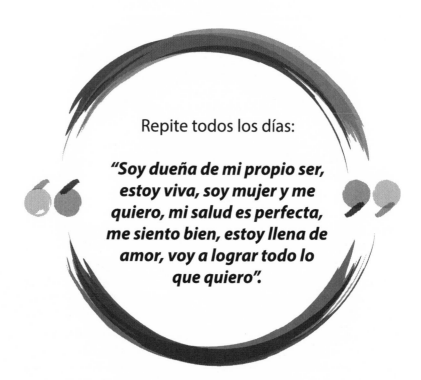

Repite todos los días:

"Soy dueña de mi propio ser, estoy viva, soy mujer y me quiero, mi salud es perfecta, me siento bien, estoy llena de amor, voy a lograr todo lo que quiero".

La solución la tienes ahora en tus manos, ponla en práctica y verás cómo todo tu mundo empezará a renacer. Ya lo he visto en varias chicas que me han escrito contándome las cosas buenas que les han sucedido.

Ahora, después de leer mi libro, que es como un pedacito de mí y con información valiosa para ti, también espero por tus comentarios. Gracias por permitirme ser parte de tu proceso.

Georgina Palacios

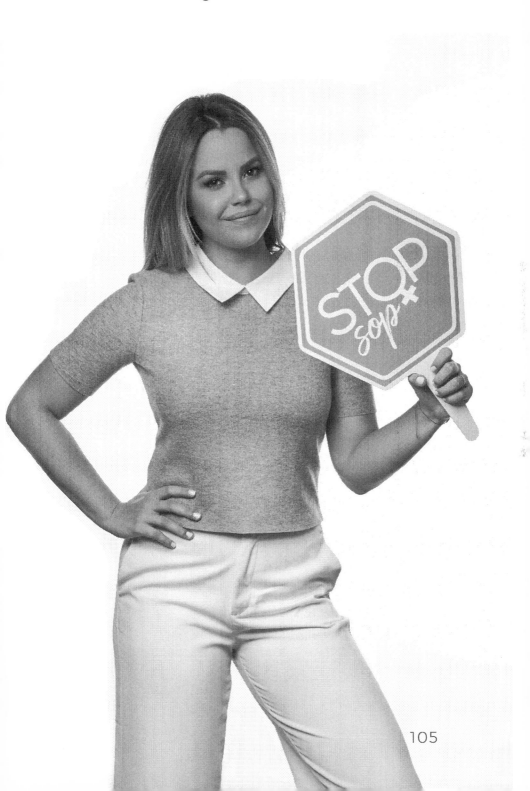

Fuentes Consultadas

Referencias de libros:

Cajo, María y Requejo, María. (2018). *La guía SOP. El poder del estilo de vida en el Síndrome de Ovario Poliquístico*. Madrid, España.

Farías, Lorena. (2016). *Cuenta nutrientes, no calorías*. Caracas, Venezuela.

Referencias de páginas web:

Cajo, María. (22 de mayo de 2016). *Vitamina D: ¿Deficiencia por culpa del SOP*. España: Paleosop. Recuperado de https://paleosop.com/vitamina-d-sop/

Cebrián, Jordi. (s/f). *Web Consultas: Ginkgo biloba*. Madrid, España: Web Consultas Healthcare, S.A. Recuperado de https://www.webconsultas.com/belleza-y-bienestar/plantas-medicinales/beneficios-y-propiedades-del-ginkgo-biloba-14160}

Conexiones con la luz. (s/f). *Terapia SCIO*. Recuperado de http://www.conexionesconlaluz.com/conexiones/terapiascio.html

Cuídate Plus. (21 de marzo de 2016). *Beneficios y propiedades de la cúrcuma*. Madrid, España: Unidad

Editorial S.A. Recuperado de https://cuidateplus. marca.com/alimentacion/nutricion/2016/03/21/ beneficios-propiedades-curcuma-111687.html

Diabetes. (20 de marzo de 2015). Índice glucémico y diabetes. España. Recuperado de http:// www.diabetes.org/es/alimentos-y-actividad-fi-sica/alimentos/que-voy-a-comer/compren-sion-de-los-carbohidratos/indice-glucemi-co-y-diabetes.html

Diabetes. (2 de julio de 2014). *Síndrome de Ovario Po-liquístico (PCOS)*. España. Recuperado de http:// www.diabetes.org/es/vivir-con-diabetes/trata-miento-y-cuidado/mujeres/sindrome-de-ova-rio-poliquistico.html

Diplomado en Ultrasonografía Médica. (26 de agosto de 2017). *Síndrome de Ovario Poliquístico*. Mé-xico D.F., México: Diplomado Médico. Recupe-rado de https://diplomadomedico.com/sindro-me-ovario-poliquistico/

Dolores de la Herrán, María. (7 de septiembre de 2015). ¿Qué propiedades tiene el *Vitex*? Madrid, Espa-ña: El herbolario de Lola. Recuperado de https:// elherbolariodelola.com/vitex/

Enfemenino. (s/f). Madrid, España: Enfemenino Au-feminin SA. Recuperado de www.enfemenino. com

Laboratorios Niam. (21 de mayo de 2019). *La estrecha relación entre la resistencia a la insulina y el SOP*. Valladolid, España: Laboratorios Niam S.L. Recuperado de https://laboratoriosniam.com/

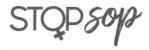

la-estrecha-relacion-entre-la-resistencia-a-la-in-
sulina-y-el-sop/

Montoya, Sofía. (s/f). *La alimentación condiciona diabetes en niños.* Ciudad de México, México: Salud
y Medicinas. Recuperado de https://www.salud-
ymedicinas.com.mx/centros-de-salud/diabetes/
articulos-relacionados/la-alimentacion-condi-
ciona-diabetes-en-ninos.html

National Library of Medicine. (s/f). *MedlinePlus. Trust-
ed Health Information for you.* U.S. Recuperado
de https://medlineplus.gov/

Ok Diario. (09 de julio de 2019). *Inositol, qué es y para
qué sirve en el organismo.* Madrid, España: Dos
mil palabras S.L. Recuperado de https://okdiario.
com/salud/2017/07/09/inositol-funcion-56004

Periódico El Nuevo Día. (8 de abril de 2013). *Conoce el
Síndrome de Ovario Poliquístico.* Puerto Rico:
GFR Media. Recuperado de https://www.elnue-
vodia.com/estilosdevida/hogar/nota/conoceel-
sindromedeovariopoliquistico-1486226/

Revista Cuerpo Mente. (s/f). *Avena.* Barcelona, España:
RBA Revistas, S.L. Recuperado de https://www.
cuerpomente.com/guia-alimentos/avena

Revista Fucsia. (s/f). *Hormonas, asunto de mujeres.* Co-
lombia: Fucsia. Recuperado de https://www.fuc-
sia.co/belleza-y-salud/articulo/hormonas-asun-
to-mujeres/27143

Reyna, Regina. (s/f). *Múltiples quistes en ovarios, principalmente en mujeres jóvenes.* Ciudad de México, México: Salud y Medicinas. Recuperado

de https://www.saludymedicinas.com.mx/centros-de-salud/dolor-menstrual/articulos/multiples-quistes-en-ovarios-principalmente-en-mujeres-jovenes.html

Salud, nutrición y bienestar. (27 de julio de 2018). *Una planta contra la diabetes. Le va a costar creerlo*. Madrid, España: Ediciones de salud, nutrición y bienestar, SL. Recuperado de https://www.saludnutricionbienestar.com/berberina-planta-diabetes/

Superalimentos. (s/f). *Ghee*. España: Superalimentos. Recuperado de https://www.superalimentos.es/ghee/

Wikipedia. (17 de enero de 2019). *Hormona Foliculoestimulante*. Recuperado de https://es.wikipedia.org/wiki/Hormona_foliculoestimulante

Wikipedia. (12 de enero de 2019). *Hormona Luteinizante*. Recuperado de https://es.wikipedia.org/wiki/Hormona_luteinizante

Esta primera edición del libro
se terminó de crear y diseñar
en el mes de abril de 2019.
(Por y para el Team **STOP** *Sop*)

Made in the USA
Columbia, SC
26 April 2019